董湘玉名老中医
学术思想及临证经验

陈　颜◎主　编

贵州科技出版社

图书在版编目（CIP）数据

董湘玉名老中医学术思想及临证经验／陈颜主编.
－－贵阳：贵州科技出版社，2017.10（2025.1重印）
ISBN 978－7－5532－0609－7

Ⅰ．①董… Ⅱ．①陈… Ⅲ．①中医临床－经验－中国
－现代 Ⅳ．①R249.7

中国版本图书馆 CIP 数据核字（2017）第 234951 号

董湘玉名老中医学术思想及临证经验
DONGXIANGYU MINGLAOZHONGYI XUESHU SIXIANG JI LINZHENG JINGYAN

出版发行	贵州科技出版社
地　　址	贵阳市中天会展城会展东路 A 座（邮政编码:550081）
网　　址	http://www.gzstph.com　http://www.gzkj.com.cn
出 版 人	熊兴平
经　　销	全国各地新华书店
印　　刷	北京兰星球彩色印刷有限公司
版　　次	2017 年 10 月第 1 版
印　　次	2025 年 1 月第 2 次
字　　数	300 千字
印　　张	14
开　　本	710 mm×1000 mm　1/16
书　　号	ISBN 978－7－5532－0609－7
定　　价	79.00元

天猫旗舰店:http://gzkjcbs.tmall.com

编　委　会

指导老师：董湘玉

主　　编：陈　颜

副 主 编：莫志红　张东兰　黄　丹　付　蓉　韦　欣

编　　委：黄　慧　陈耀辉　李晓刚　周雅杰　陈　颜

　　　　　莫志红　朱晓霞　唐　玲　陈　霞　辛通通

　　　　　张东兰　黄　丹　付　蓉　韦　欣　余　辉

　　　　　罗　宁　赵　芳　李　燕　康继红

组织编写：董湘玉全国名老中医药专家传承工作室

董湘玉简介

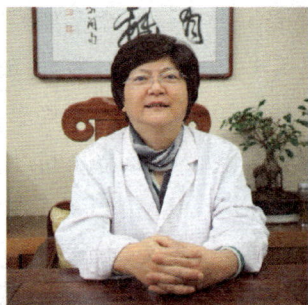

　　董湘玉,女,1952年2月27日出生,籍贯四川省平昌县,教授、主任医师、硕士研究生导师,1976年毕业于贵阳中医学院中医系。曾师从老中医许玉鸣先生,是第五批全国老中医药专家学术经验继承工作指导老师,贵州省第一届名中医。曾任贵阳中医学院第一附属医院党委书记、贵阳中医学院党委副书记、世界中医药学会联合会中医心理学专业委员会副会长、贵州省中医药学会常务副会长。

　　董老率先在贵州开展了中医心身疾病诊治,是贵阳中医学院中医心身疾病研究学科带头人。多年来,董老坚持"以中医理论为指导,临床实践为基础"的研究原则,进行了大量临床、科研工作,积累了丰富的学术经验,运用中医药的辨证论治,治疗消化系统疾病及情志相关的心身疾病,颇有良效。董老从事中医、中西医结合工作40余载,在临床工作中,数十年如一日,不辞劳苦,医德高尚,屡起沉疴,深受病人爱戴。她师古而不泥古,勇于创新,治学严谨,形成了其独特的学术思想。

主编简介

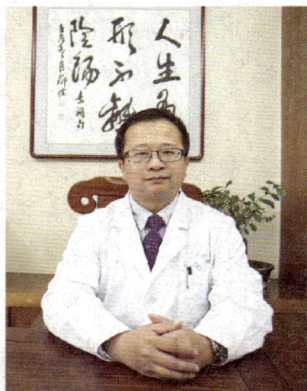

陈颜,副主任医师,第五批全国老中医药专家学术经验继承人,师承于第五批全国老中医药专家学术经验继承工作指导老师董湘玉教授。2016 年获得成都中医药大学中医传承临床博士学位。现为世界中医药学会联合会中医心理学专业常务委员、贵州省中医药学会副秘书长、贵州省医学会消化病分会委员、贵州省中西医结合学会消化病分会委员、董湘玉全国老中医药专家学术经验传承工作室负责人。

陈颜医生从事中医临床工作十数载,擅长运用中医方法治疗心身疾病、内科杂症,尤其擅治慢性胃炎、反流性食道炎、肠炎、肝硬化、顽固性失眠、更年期综合征、神经衰弱,其特色鲜明,颇受推崇,已形成一定的特色和优势。

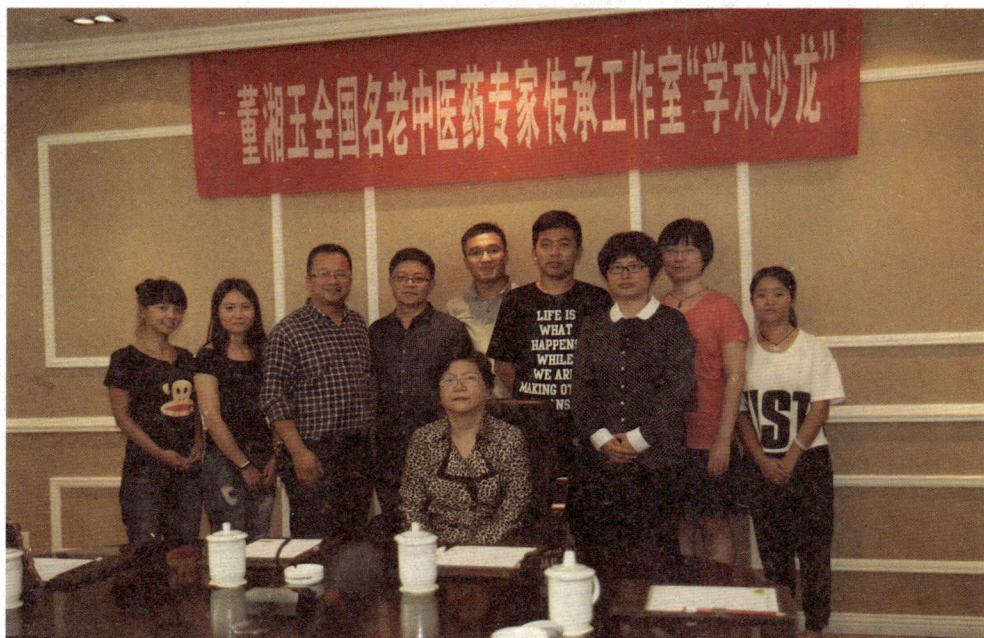

工作室活动

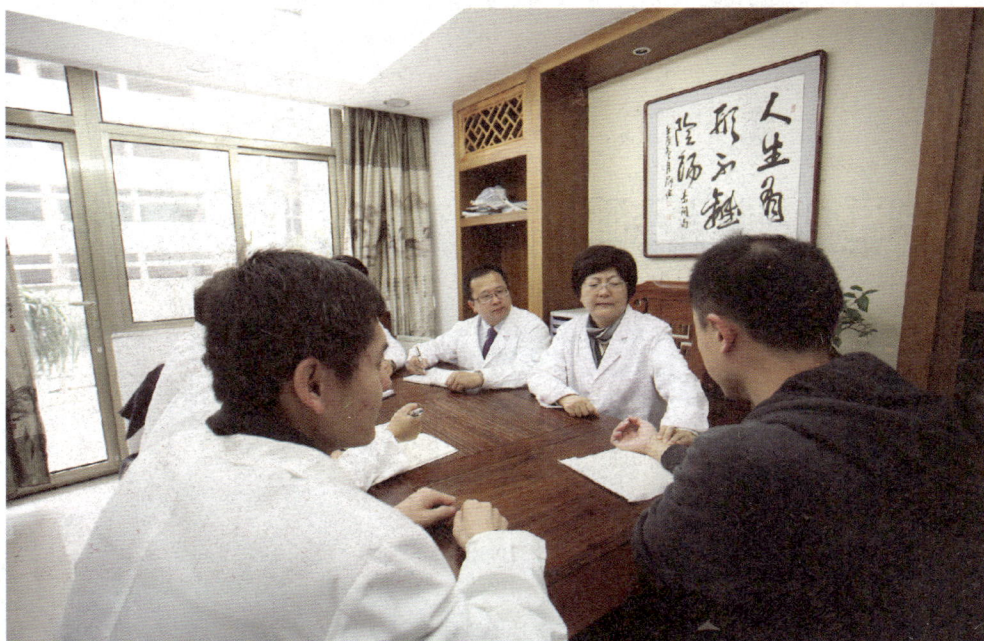

传道授业

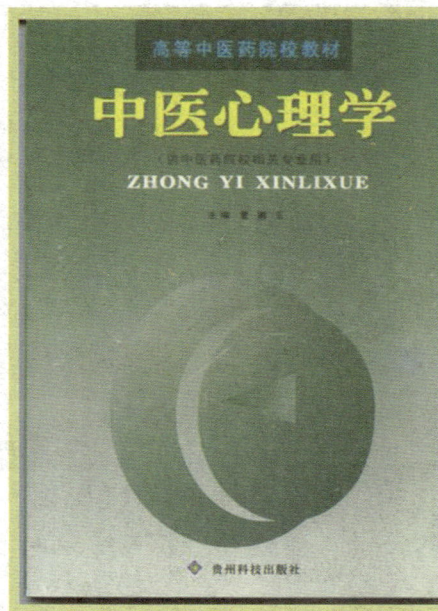

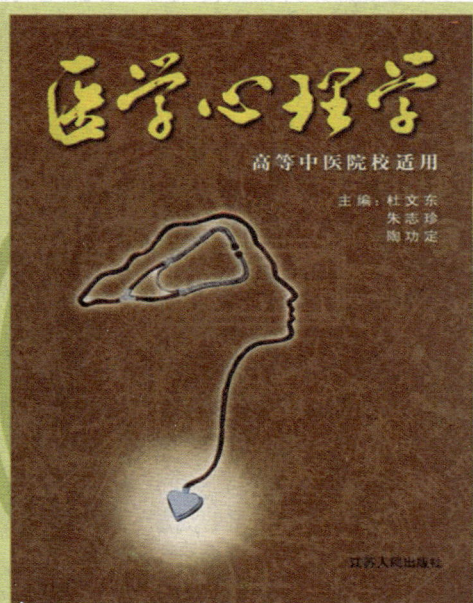

董湘玉教授心理学专著1

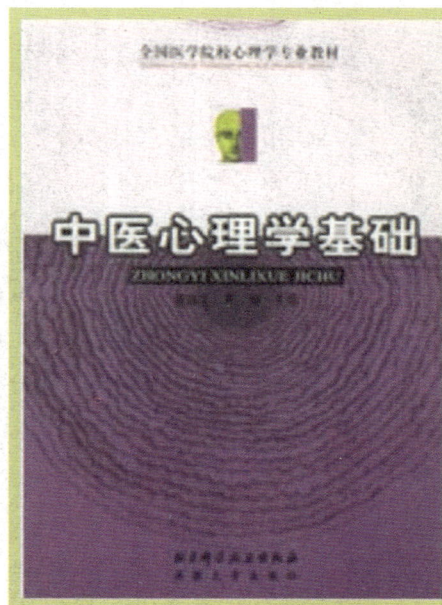

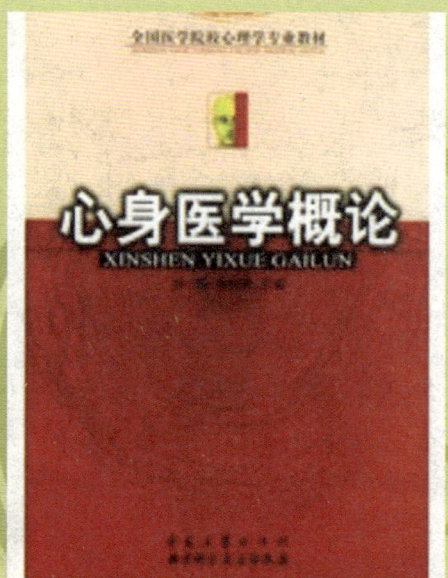

董湘玉教授心理学专著2

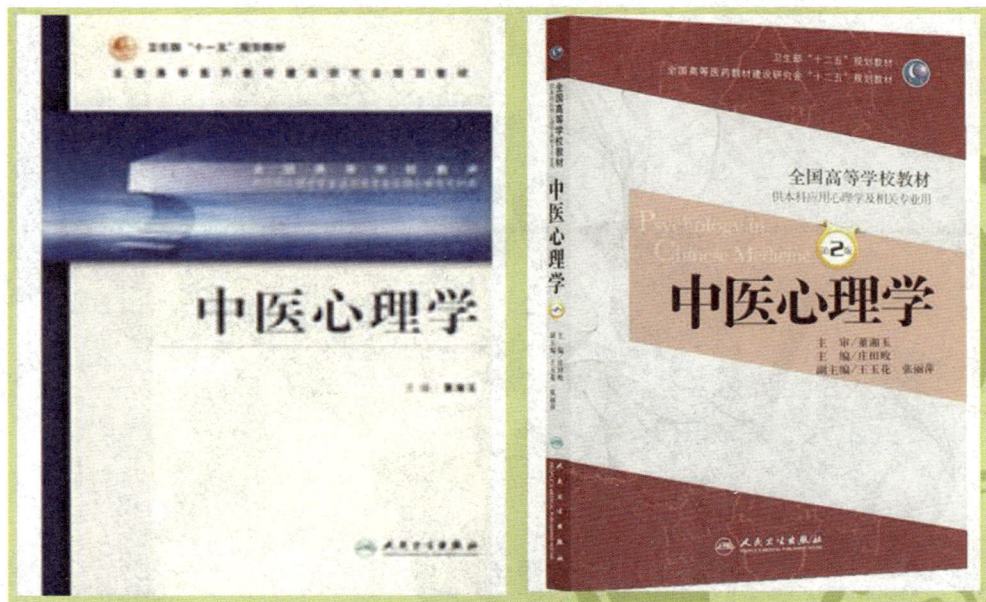

董湘玉教授心理学专著 3

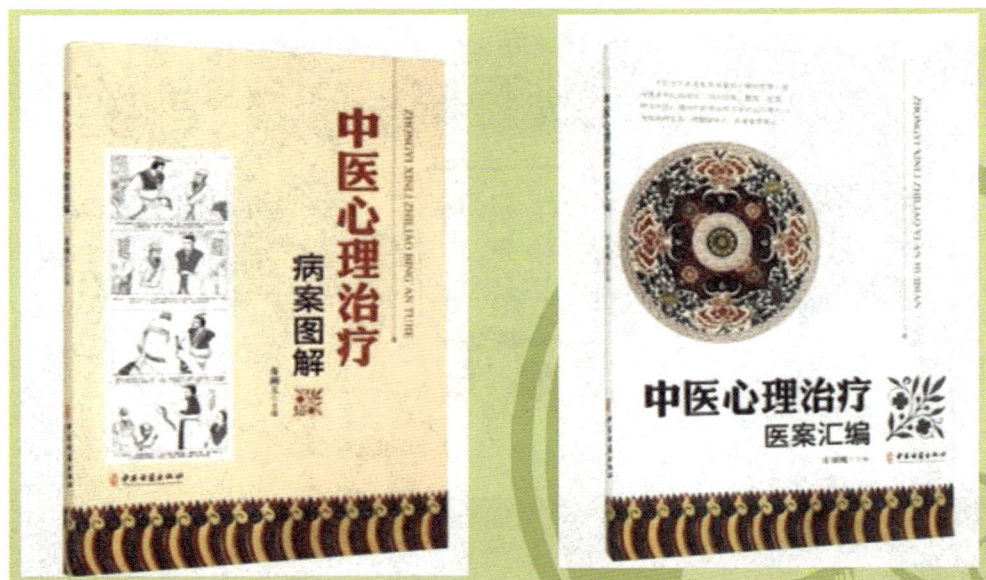

董湘玉教授心理学专著 4

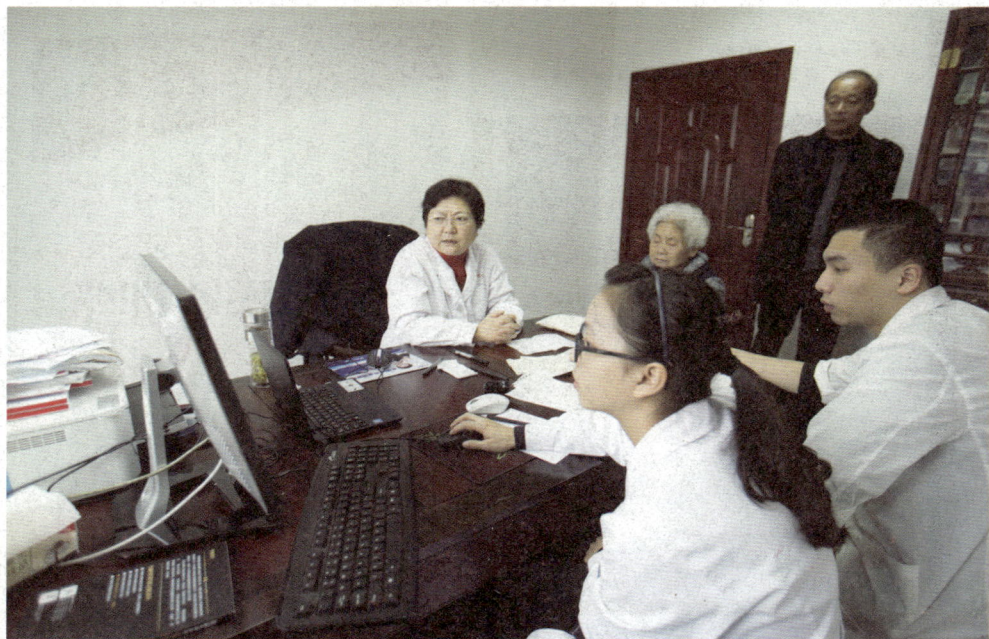

董湘玉老师出诊照片

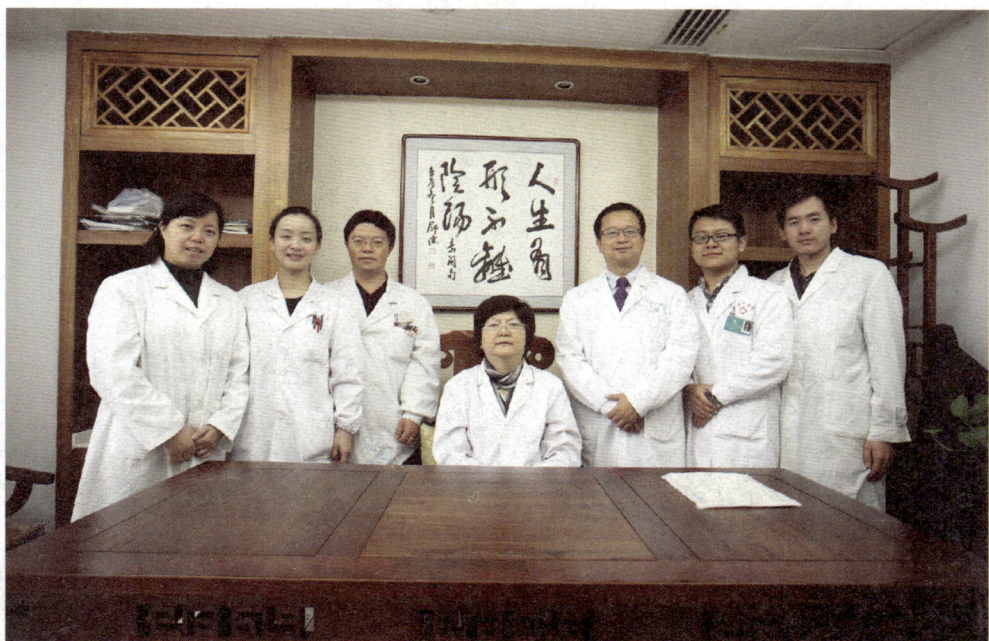

工作室成员合影

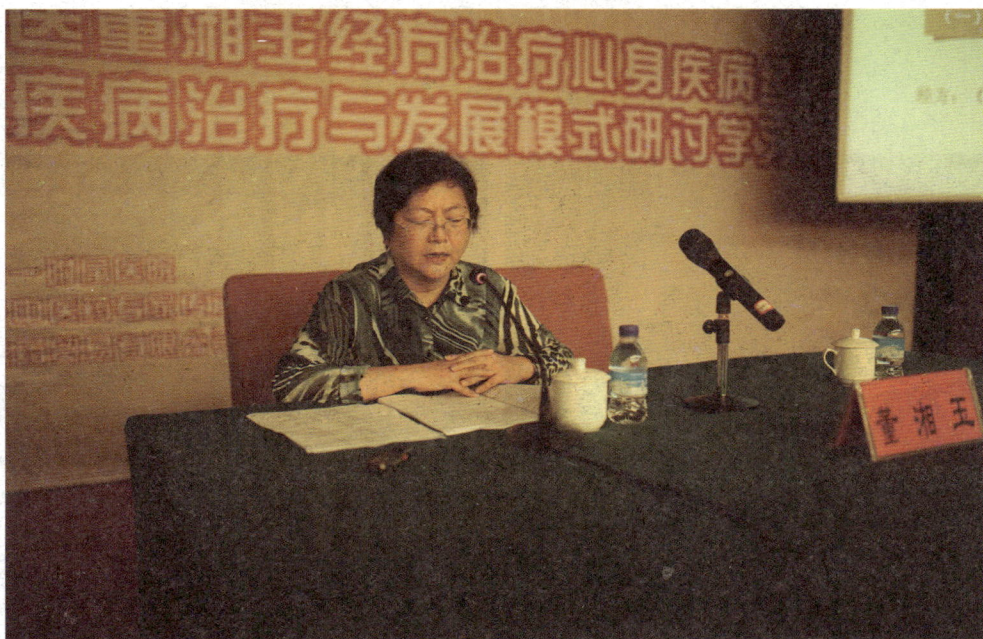

国家级继续教育学习班

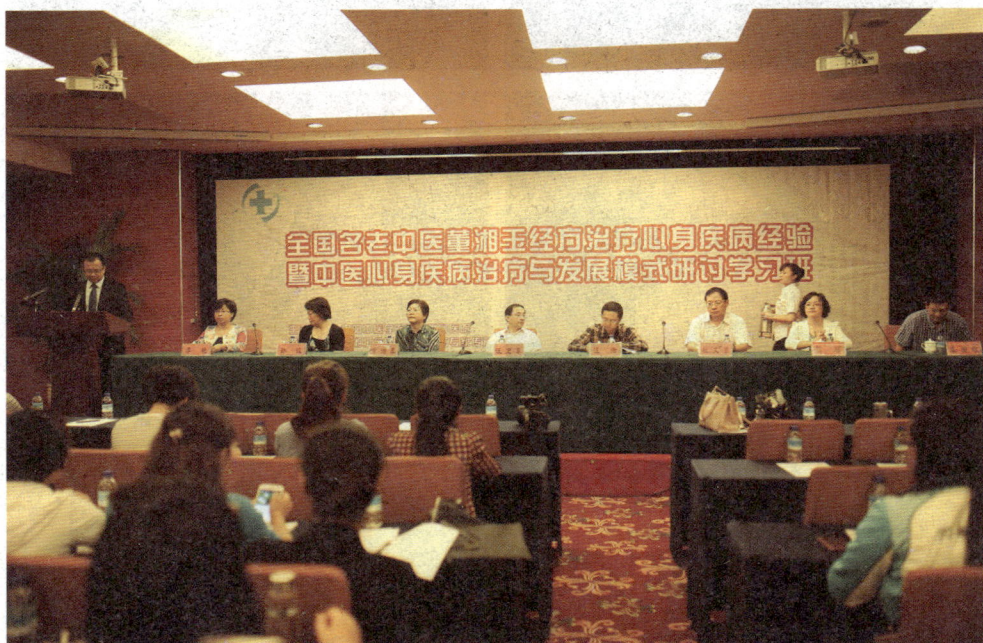

国家级继续教育学习班 2

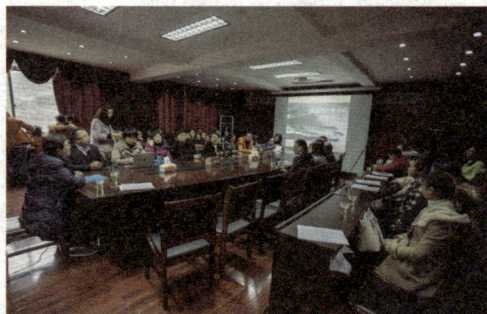

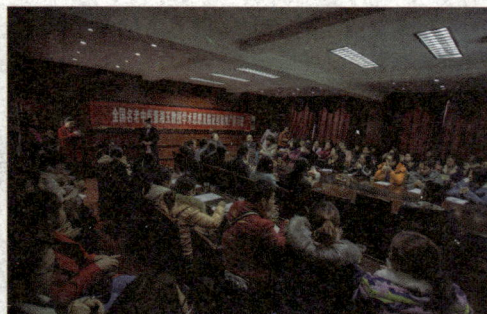

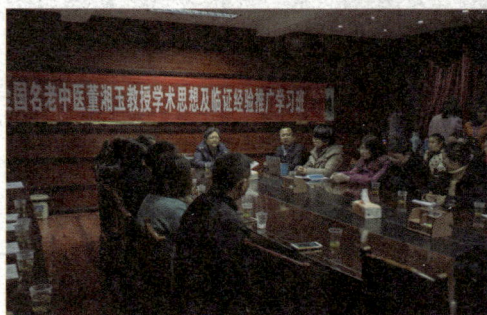

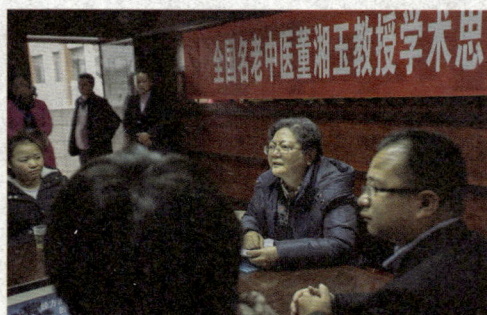

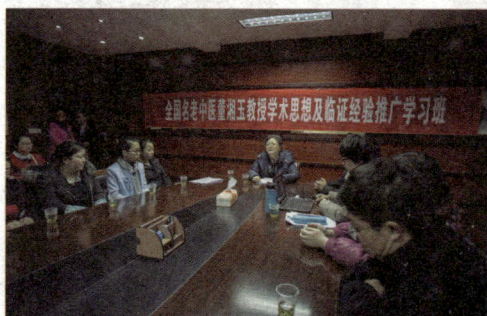

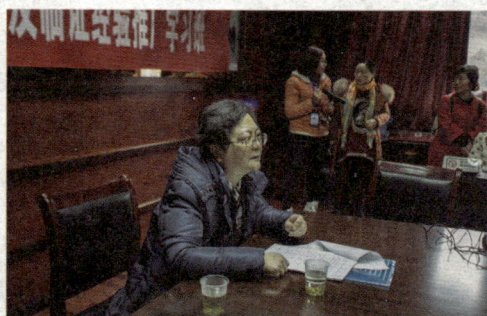

全国名老中医董湘玉教授学术思想及临证经验推广学习班 1

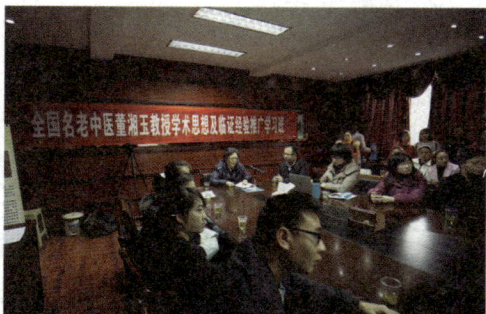

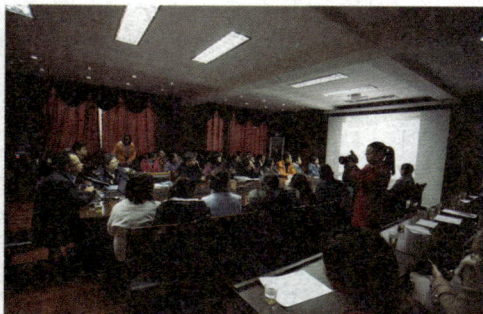

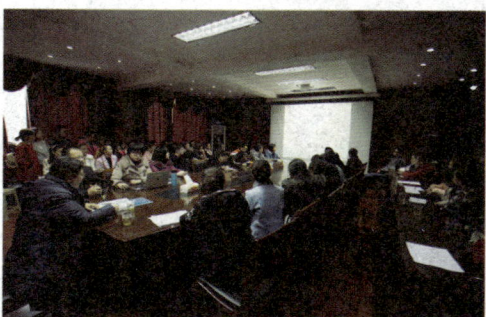

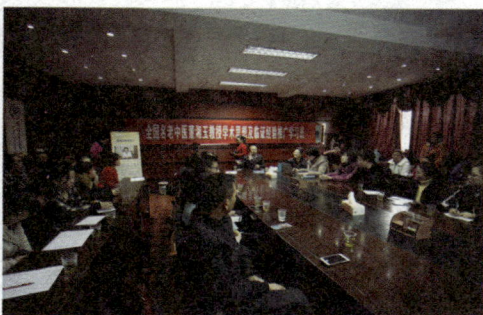

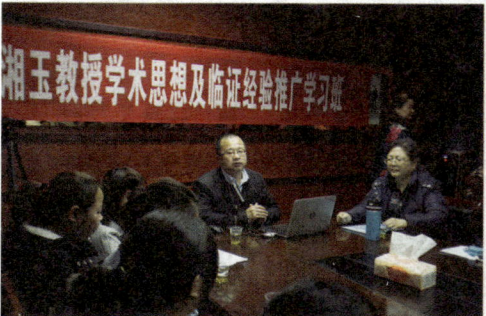

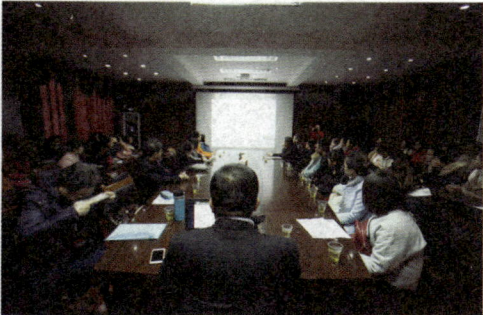

全国名老中医董湘玉教授学术思想及临证经验推广学习班 2

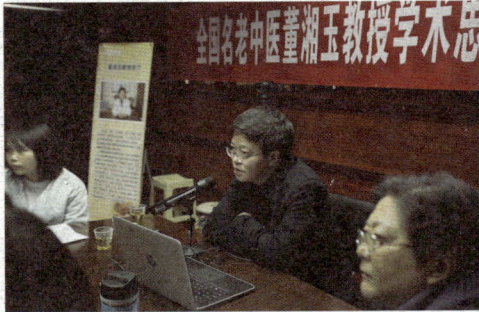

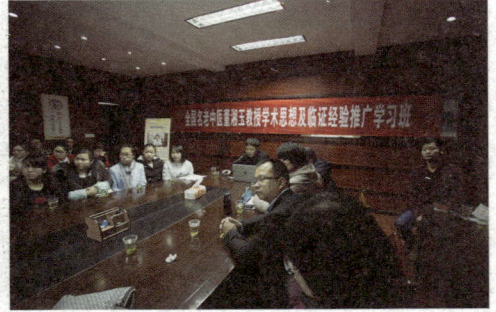

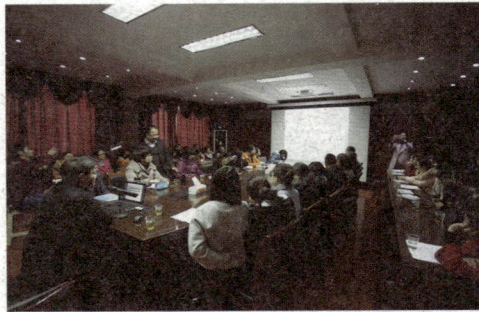

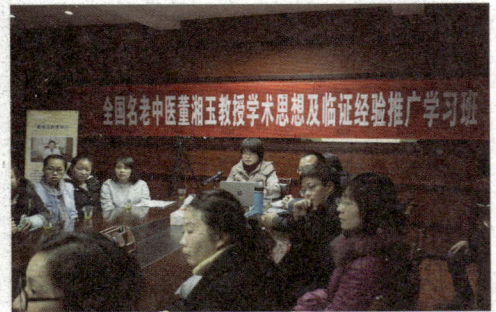

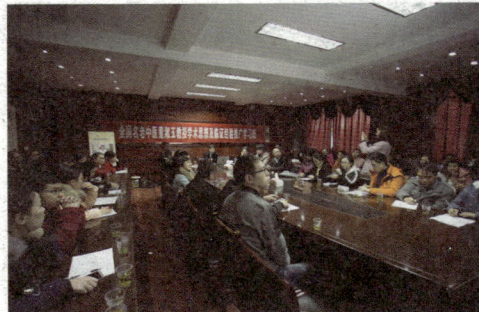

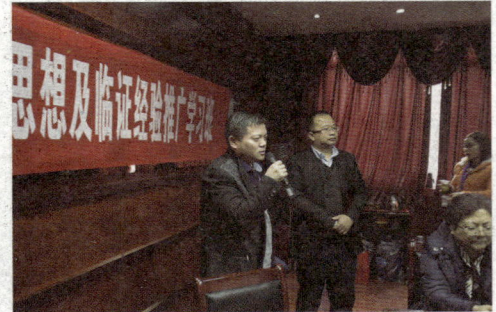

全国名老中医董湘玉教授学术思想及临证经验推广学习班 3

前　言

　　董湘玉,主任医师,毕业于贵阳中医学院,曾师从老中医许玉鸣先生,是第五批全国老中医药专家学术经验继承工作指导老师,贵州省第一届名中医。她苦研《黄帝内经》《伤寒论》《金匮要略》等经典著作,注重前贤医家之说、仲景之学,从中医基础理论等教学开始,临证验学。董老从脾胃病临床入手,慢慢觉得所遇到的脾胃病患者多为情志所扰,决定探求情志病医理,发现运用传统中医心理学理论指导临床,治疗效果极佳,但业内实践者很少。董老更是四十余载如一日,为中医心理学默默奉献,是现今中医情志病临床应用的践行者。她立方遣药精当力宏,配伍考量严格,崇仲景之学而不泥,以《伤寒论》的经方(本书经方专指张仲景方)为基础综合治疗中医情志病及脾胃杂病等,屡起沉疴。

　　董老在40余年的医疗实践中,擅长治疗中医内科杂病,尤其是对消化系统疾病及糖尿病等的辨证论治见解独到,对中医情志病和不寐证的理论研究及临床诊治有明显的特色。她创制的柴夏苓姜汤、养阴枣仁安神汤、涤痰开窍安神汤、镇心安神汤等方剂都体现了她灵活应用经方、重视临床辨证论治的学术思想。

目　录

第一章

学 术 思 想

第一节　董湘玉情志病学术思想

董老临证中崇尚仲景学说，如"方证相应""病机相从"，使用经方来治疗情志病，认为情志病的治疗以"气机调畅"为重，在辨证论治中处处以"气机"为核心来调和脏腑阴阳的平衡，在具体治疗中注重药物治疗、意疗、放松疗法相结合，始终以"心身同治"的学术思想指导临床，形成了情志病特有的治病求本的治疗体系。

一、中医情志病学术渊源概述

（一）中医情志病学术渊源溯源

关于情志病的记载最早可以追溯到上古时期，在殷墟出土的文物中就有关于失眠这一情志病的记载。明确提出情志概念的记载是先秦的《礼记·礼运》。《山海经》中有对情志病的描述，春秋时期也有很多零散的对情志病的记载。情志病的理论形成的标志是《黄帝内经》。《黄帝内经》中关于情志病的病因病机、情志不畅引起各种疾病的防治以及护理的描述十分细致，基本确立了情志病的医学概念和理论内容。《素问·举痛论》和《素问·阴阳应象大论》等，明确提出了"精神内伤，身必败亡"的观点及"形神统一""心身一体"等学说。在《素问·阴阳应象大论》中指出了：肝"在志为怒，怒伤肝"；心"在志为喜，喜伤心"；脾"在志为思，思伤脾"；肺"在志为忧，忧伤肺"；肾"在志为恐，恐伤肾"。适度的情志活动具有调节脏腑气血的作用，如《素问·举痛论》所言："喜则气和志达，荣卫通利。"东汉时期，《伤寒杂病论》对情志病的治疗开创了辨证论治的先河。在《金匮要略》中提及的七种情志病，包括百合病、虚劳虚烦不得眠、奔豚气、梅核气、脏躁等，这些疾病可以单独出现,也可以出现在其他疾病的过程中。除了这七种情志病,在书中许多条文都有涉及情志致病的内容,涉及的病有百合、狐惑、中风、虚劳、肺胀、奔豚气、痰饮、水气、黄疸、瘀血、五脏风寒、下利、蛔厥、热入血室、脏躁、梅核气、转胞、产后郁冒等20余种。对于各种杂病过程中出现的情志症状,《金匮要略》治疗时着重点在对原发病的治疗上,即治病必求于本。审证求因,属气机不畅的就调理气机,属痰湿、瘀血等实邪停滞的往往采取祛邪实的泄邪之法,气机一调畅,邪实一祛除,情志症状往往迅速缓解。对脏腑血气亏虚所致的情志病,调补脏腑为其治则,取虚者补之的意思;对于七情过激而出现的各种情志病,就因势利导,以调理气机运行为主。

隋唐时期,情志病学说初步形成,巢元方在《诸病源候论》中指出:"怒气则上气不可忍,热痛上抢心,……愁气则喜忘,不识人语,置物四方,还取不得去处。"孙思邈进一步强调"怒气、恚气、喜气、忧气、愁气,此之为病皆生积聚"。宋元时期,情志病理论的发展进入关键时期。宋代陈言在《三因极一病证方论》中说:"七情者,喜、怒、忧、思、悲、恐、惊是。……为内所因。"明确提出"七情"的概念,并将其作为内因致病的重要方面。在后人不断的探索中,情志病理论在金元时期达到高峰。以金元四大家为代表,刘完素提出了"五志过极,皆为热甚"的论点。李东垣在《脾胃论》中提出了脾胃与情志病的关系。朱震亨在《黄帝内经》"木、火、土、金、水"五郁和《伤寒论》"水、火、痰"三郁的基础上提出了"气郁、湿郁、痰郁、火郁、血郁、食郁"的"六郁"学说。张从正提出运用以情胜情的方法治疗情志病。《素问玄机原病式》《格致余论》和《儒门事亲》这些医学著作的问世,为情志病的诊断和治疗提供了理论依据。同时,明清时期大量的医案、医话中包含着丰富的理论论述和临床经验,使得情志病的理论不断趋于完善。

在情志病病因病机的认识上,气机功能紊乱是情志病的主要病机。《素问·举痛论》云:"百病生于气也,怒则气上,喜则气缓,悲则气消,恐则气下,……惊则气乱,思则气结。"说明七情五志失调,可致人体气机紊乱,干扰气机正常的升降出入,气滞而血瘀,气郁而化火,气聚则生痰,气弱则血虚。由于气机逆乱而导致种种病理变化,最终可伤及脏腑;脏腑受损、功能失调可以导致情志失常,同时情志失常也常常导致脏腑功能失调。如《灵枢·百病始生》有云:"喜怒不节则伤脏,脏伤则病起于阴也。"

情志病的调治和防护的方法,中医典籍中也多有记载。如《灵枢·逆顺》云:"上工治未病,不治已病。""治未病"是《黄帝内经》的重要思想,《素问·宝命全形论》提出了"一曰治神,二曰知养身"。可见,调神是首要的。正如《素问·上古天真论》所云:"恬惔虚无,真气从之,精神内守,病安从来?"在生活中,保持情志的调畅,乐观豁达的心态,增强自我心理调节能力,克服不良情绪,从而使脏腑气血功能正常,就能够预防疾病的发生。

历代医家及中医著作中,对于情志病的治疗方法形式多样,《黄帝内经》开创了情志病治疗的先河,提出"木郁达之,火郁发之,土郁夺之,金郁泄之,水郁折之"的治疗大法。可见调畅气机是治疗情志病的主要治则,再结合辨证论治配以活血化瘀、祛痰除湿、养心安神等法常常可以收到较好效果。

同时还有意疗,如《素问·移精变气论》云:"古之治病,唯其移精变气,可祝由而已。"汤药治疗,如汉代张仲景治疗百合病的百合地黄汤、治疗妇人脏躁的甘麦大枣汤、治疗奔豚气的奔豚汤、治疗梅核气的半夏厚朴汤等。针灸,如《素问· 血气形志》云:"形乐志苦,病生于脉,治之以灸刺。"养生功,如八段锦、易筋经等古老的养生术通过调身、调息、调心的有机结合,使人身心放松、血脉通畅,从而修身养性,达到防治情志病的目的。音乐治疗,如《景岳全书》有云:"东方生风,在地为木,在脏为肝,在音为角,在声为呼;南方生热,在地为火,在脏为心,在音为徵,在声为笑;中央生湿,在地为土,在脏为脾,在音为宫,在声为歌;西方生燥,在地为金,在脏为肺,在音为商,在声为哭;北方生寒,在地为水,在脏为肾,在音为羽,在声为呻。"情志护理,《医学正传》云:"五志之火,因七情而起,……宜以人事制之,非药石能疗也,须诊察由以平之。"说明情志上的调护有时比药物更重要。每个人都是不同的个体,治疗应因人而异,注重心理因素,同时给患者提供安静整洁的医疗环境,也对情志的调畅起着积极作用。

总之,对中医情志病进行全面的研究,不仅要详细总结历代中医大家的学术观点,还要与临床实践相结合,从目前对情志病的研究现状来看,还是有一些值得我们深入探究的问题。情志病的研究对临床诊治有着重要作用,具有良好的发展前景。

(二)董湘玉对中医心理学的认识与贡献

董老通过研读经典、学习现代心理学理论,将心理学与情志病横向比较研究,发现祖国医学中如上文所述,关于情志病的理论、治疗、方药等的分析屡见不鲜,而且发现情志病的发病特点、传变规律、病机演变,都与治疗现代心理疾病的应用心理学有很高的契合度。董老便对中国的"本土的心理学"的分支——中医心理学的概念进行了探究。

经过数十年如一日对中医心理学的研究,董老认为中医对人的心理有系统认识,但对它的表述不同于现代心理学。董老在对心理现象有系统认识的基础上,以之指导临床情志病的治疗。

1. 对中医心理学思想形成的认识

董老认为,中医虽然没有"心理学"一词,但不等于没有心理学思想,在中医学理论中,有着非常丰富的医学心理学思想。中医理论体系的形成时期是春秋战国时期,形成的标志是《黄帝内经》的成书。这个时期哲学思想活跃,百家争鸣,科学技术迅猛发展。由于哲学思想和科学技术发展,医学也得到了迅速发展。学科之间相互渗透,中国古代的哲学思想很自然地进入到医学中,如阴阳学说、精气学说等,成为中医的理论基础,而存在于中国古代哲学中的心理学内容也就一起进入了中医体系中,成为中医理论体系中不可分割的一部分。

哲学中心理学思想的认识进入医学,与医学对人体的认识相结合,通过对躯体的认识进一步探讨心理问题,也就出现了"哲理说与生物本体说的结合发展"的特点。从发展历程来看,西方心理学是从哲学心理学到实验心理学,最后才将心理学从西方的哲学思想中分化出来独成一体。而中国的心理学思想是哲理与生物本体相关学说结合在一起发展而来的,也就是哲学中对心理的认识与人体器官的功能相结合来探讨心理的实质与规律。比如认为人的感知能力,是在人体胚胎发育过程中逐步形成发展而具有的,即先有了身体的物质基础,才有心理;人的忆、听、忧等心理活动,是由于有了脑、耳、心这些器官才产生的。又譬如说,中医认为人的五脏是心理器官,认为人的"神"产生与存在,是脏腑的功能,如心藏神、肝藏魂等。

正因为心理学是中医理论中的一部分,因此中医认识人体就离不开对心理的认识。中医学不仅在基础理论上对人的心理现象有着自己深刻的认识,而且对心理因素在人生病过程中的作用及其规则都有着深刻的认识,所以重视心理现象本来就是中医学的天然属性。

因此,中医理论中虽然没有"心理"二字,但却有着丰富的中医心理学思想,对心理的认识基本自成体系。中国古代心理学思想虽然在近代、现代没有发展起来,但中医心理学思想却随着中医的存在和有效的临床经验而不断发展,与现代心理学和现代医学心理学比较,有着其独有的特点和明显的优势。

2.对中医心理学发展的认识

中医心理学作为一门独立学科的提出,是在 20 世纪 80 年代,但在这之前却有着长达数千年的孕育过程。它的主脉发自中医学,而在它孕育、形成和发展的每个历史时期都不断地吸收着中国历代文化的养分,又不断地用于临床实践,因而形成了不同于其他心理学派的独特的理论及实践模式。

3.对中医心理学理论特点的认识

中医心理学有着自己特有的体系架构和内在关系,它与中医学密切相连,但有着其自己的特点。董老在研究中医心理学理论的同时,将中医心理学的理论特点归纳和总结起来,在前人研究的基础上也有着自己的认识和理解。

(1)整体观。其是中医的重要特点,也是中医心理学的基本特点之一,尤其是中医对"神"的认识,体现了整体观思想,见表 1-1。

表 1-1 中医有关"神"的整体观

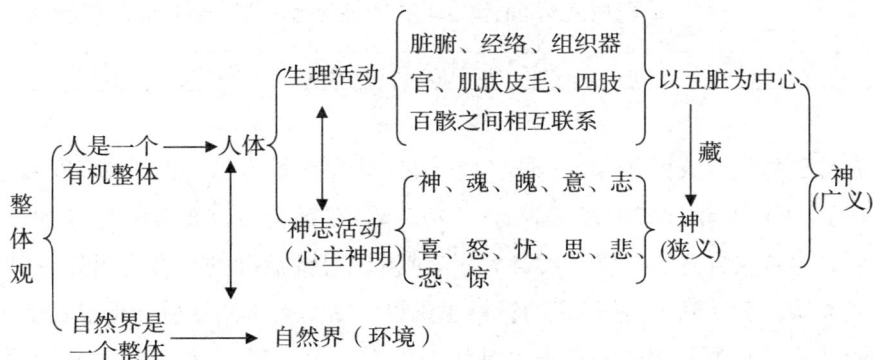

(2)形神合一论。神:在此是指广义之神,也包括了狭义之神,即人的精神意识思维活动(人的心理现象)。形:主要指形体。

形与神是不可分割的两个方面,它们相互联系、相互依存、相互为用,维持着人的正常生命活动和正常心理活动。形是神的物质基础,神是形体的外在表现。

(3)五脏藏神论。其是中医心理学的理论基础,也是中医学理论的重要组成部分。中医学从整体观念出发,运用五行理论,把精神活动与五脏六腑以及整个生命活动联系起来。

此处的"神"为狭义之神,即人的精神意识思维活动。人体的神志活动主要是神、魂、魄、意、志五神。

如前所说,神依附于形体,储藏在形体的五脏之中,故五脏藏神。古人称五脏为"五神脏",即人的精神意识思维活动由五脏所管。

为何神藏于五脏？因为精气是神的物质基础,而五脏储藏精气,因此五脏藏神,五脏具有主管人的精神意识思维活动的功能。五脏与精气、五神的关系见表1-2。

表1-2　五脏与精气、五神的关系

五　脏	精　气	五　神
心	脉(血)	神,精神意识思维活动
肝	血	魂,后天形成,与心神相伴随的一种意识思维活动,游行于肝目之间,以影像为其特点,如梦境、幻视、幻听等
脾	营(营气、营血)	意,是一种思维活动,是心接受外界事物以后,对其进行追忆的过程
肺	气	魄,是人体先天本能的感觉、动作和防卫能力,是不受内在意识支配的一种能动表现,即无意识活动,相当于现代心理学的人的本能及一些感知过程。出生后一些本能的动作,如耳的听觉、目的视觉等感觉,肢体本能的躲避动作,婴儿的吮乳、哭、笑等,均属于魄的范畴
肾	精	志,一指记忆,即将所追忆的事物保存下来的过程;二指志向、意志

五脏藏神论将人的主要心理现象归纳分类为5个方面,并与内脏联系起来。①生理上,五脏与精神意识思维活动(心理活动)联系密切。②病理上,五脏的功能失调可以导致精神意识思维活动异常;精神意识思维活动的异常也可以导致五脏的功能失调。③诊断上,从外在的精神意识思维活动异常测知脏腑的功能失常;从脏腑的功能失常可测知精神意识思维活动异常。④治疗上,治疗精神意识思维活动异常的病变,从脏腑论治。

(4)心主神明论是脏象学说中阐述人体复杂生命活动规律的学说。人的生命活动最高主宰是"心神",人体的心理活动和生理活动都是统一在"心神"之下的。心主神明,为"君主之官",具有总管人体生理活动和心理活动这两重含义。

(5)五脏情志论是中医心理学的特点之一,也是临床指导情志病治疗的理论。五脏所藏之神,包含神志和情志。

情志与五脏相互依存:中医认为,人的情志活动有喜、怒、忧、思、悲、恐、惊,它们的形成必须以五脏的精气为物质基础,情志活动是五脏功能活动的外在表现形式之一,同时,正常的情志活动能鼓动相应脏腑的功能。

不同的情志活动分属于五脏,它们是五脏精气和功能的外在表现,七情与五脏的关系为:心对应喜和惊,肝对应怒,脾对应思,肺对应悲和忧,肾对应恐。

情志与五脏在病理上相互影响:在病理上情志的太过或不及都会导致相应脏腑的病变,而脏腑的病变也会出现相对应的情志变化。若太过,如过喜、过惊则伤心,过怒则伤肝,过思则伤脾,过悲、过忧则伤肺,过恐则伤肾。若情志不及则会导致脏腑功能低下,反应迟钝,脏腑失去灵动性。

七情与五脏之间固然存在着相对应的联系,但这种联系不是刻板的。因为五脏之间也有着联系,五脏之间的相互影响所表现出来的情志变化不一定就是原发脏腑相对应的情志变化。在情志活动中,心、肝的作用尤为突出,外界事物只有作用于心才能形成情志活动。其次,由于肝主疏泄,调畅情志,外在情志刺激最易影响于肝而发生病理变化。另外,外在情志刺激,对五脏的影响又是非常复杂的,如几种情志刺激可影响同一个脏,一种情志刺激又可作用于不同的脏。譬如,悲既可伤肺亦可伤肝,喜、惊皆可伤心等。因此,不能把七情与五脏简单对应,应根据临床具体表现进行具体分析,从而做出判断。

七情与气血的关系:情志活动与气机的关系是最为密切的。气机是指气的运动变化,即脏腑功能的基本表现形式,以升降出入为主要表现形式。如:脾气升清,胃气以降为顺;肝气上升,肺气肃降;心阳下降温肾水,肾水上升济心阴。气机运动正常,人体生理活动才能正常进行。气的升降出入通畅则人的情志活动正常。反之,若脏腑功能失调,气的升降出入失常,气机不畅,则情志活动出现异常,出现嬉笑不止、思虑不解、悲伤哭泣、恐惧不安等;若是情志异常(太过或不及)则可扰乱脏腑正常的气机运动出现脏腑功能失调,如气喘、泄泻、郁闷、腹胀等。情志异常对血的影响,主要是通过对气机的影响,即气行则血行,气滞则血瘀,气虚则血虚,气逆则血逆,详见表1-3。

表1-3 情志异常对脏腑气机的影响

情 志	气机影响	病 机	表 现
喜	气 缓	过喜则心气涣散,神明失用	感情不能自制,睡眠不佳,甚则精神恍惚,注意力不集中,神疲无力,语言错乱,或失神发狂等
怒	气 上	过怒则影响肝的疏泄,肝气勃发向上,血随气逆	头胀头痛,面红目赤,或呕血、衄血,甚则昏厥等

续表

情 志	气机影响	病　机	表　现
忧	气　聚	过忧则肺气治理调节功能失常而郁结	郁闷不欢,表情忧伤,默默不语,叹气频作,睡眠不佳等
思	气　结	过度思虑伤脾,影响运化	食欲下降,脘腹胀满,大便溏泄等
悲	气　消	过悲消耗心肺两脏之气	精气竭绝,形体残毁,心神沮丧
恐	气　下	恐惧过度,则消耗肾气,精气下陷不能上升,升降失常	二便失禁,阳痿,遗精,滑泄;引发癫痫、癫狂等
惊	气　乱	过惊则气乱,心无所依,神无所归	心悸,怔忡,惊厥等

二、董湘玉情志病学术思想

1. 对情志病的理论认识

董老对中医心理学、中医情志病治疗的学术思想,主要概括为以下几个方面:一是重视中医心理学理论研究和教学。董老认为中医心理学是中医学不可分割的重要组成部分,其存在于中医诸子百家的医案、医理、经典著作中,只是长期以来没有引起足够的重视和发掘。中医心理学较西方心理学更适用于中国人,对中国人的心理疾病有实效。董老数十年如一日地专注于中医心理学的研究,重视挖掘、分析、总结中医心理学理论,并倾注心血著书立说,为中医心理学的薪火传承写下了浓墨重彩的一笔。二是重视中医心理学的临床应用(情志病的治疗)。董老不但在理论研究领域硕果累累,而且勤于实践,用自己的行动证明了中医心理学的临床实效。董老重视经方对情志病治疗有效性的研究,并通过自己几十年的临床实践,总结出了一套运用经方治疗情志病的理论体系,即"方证相应""病机相从"学说,并用大量的实例证明了其理论的实效性。三是重视气机调畅对于情志病的重要性。董老认为鉴于现代生活方式和社会环境特点,凡情志病的发生,无论外感或内伤皆源于气机失衡,认为情志病的治疗以气机调畅为重。董老善用疏理气机、滋阴、活血化瘀、调和阴阳等方法调和气机,治疗各种中医情志病。四是在具体治疗中,董老注重药物治疗、意疗、放松疗法相结合,始终以"心身同治"的学术思想指导临床。

五是诊法合参重问诊。通过问诊与患者进行良好的互动和沟通,运用询问、引导、舒解、共情等技巧和方法,让患者乐于配合。董老在临床用药上也有独特之处,讲求"药证相应,依法化裁",善用"气药"。

2.善用经方治疗情志病

中医情志病(指以精神意识、思维活动、情感异常为主的一类疾病)实际上涵盖了所有西医心理障碍、神经症、精神疾病、心身疾病等类似疾病。随着现代社会的进步,生活节奏加快,来自生活、工作诸多方面的压力增加,情志病发病率有逐年增高的趋势,因此越来越受到社会的关注。中医治疗这类疾病有着独特的优势,特别是《伤寒杂病论》中诸多方证同条寓繁于简而又行之有效的医理,尤其适合用于情志病的治疗,而且其中本就有诸如"百合病""狐惑病""奔豚病"的情志病验治理论。董老临证时有意识地灵活使用经方,疗效显著。

通过反复临证再结合《伤寒杂病论》的研读,董老逐步摸索出一套言简意赅又行之有效的治疗体系,即运用经方治疗情志病的方法。她认为情志病的治疗,首先应该在四诊合参的基础上确立辨证思路。董老总结出治疗情志病的两个辨证大纲:一是方证相应使用经方,二是病机相从使用经方。在具体应用经方上有以下几种方式:原方直接使用;原方化裁方;经方合用;经方与时方合用;注重病人体质。在经方药物加减方面,董老也有自己的特色加减方法,如:药证相应、依法化裁;善用疏理气机、滋阴、活血化瘀、调和阴阳法,运用经方治疗情志病。

3.提倡"心身同治"

董老认为,中医学特别是中医心理学的理论,从不把人的心理和躯体分开来看,而是作为一个整体考虑的,讲究形神合一。同时,在治疗上也是从整体考虑的,将药物治疗和放松疗法配合使用方能起到良好的效果。

中医的药物治疗是当代最崇尚的、无损伤的自然疗法,以植物药为主,通过几千年的实践和甄别,不良反应小,有些甚至药食同源。除了药物治疗外,中医还有自己的意疗。意疗是中医的心理疗法,借助语言、行为以及特意安排的场景来影响患者的心理活动,唤起患者防治疾病的积极因素,促进或调整机体的功能活动,从而达到放松治疗或康复的目的。董老归纳中医的意疗包括:顺情从志、说理开导、情志相胜、移精变气、行为治疗、占梦术、摄心术等。

除了上述的意疗,中医还有多种其他的治疗方法,如按摩、针灸、火罐等,都能达到很好的放松身心的作用,是中医治疗现代人心理疾患的优势。

第二节　董湘玉脾胃病学术思想

一、董湘玉对胃脘痛诊治的学术思想

董老有着 40 余年的临床经验,除擅长治疗情志病外,在临床上还擅长应用经方治疗脾胃病。董老认为,脾胃功能正常与否依赖于脾胃之气升降是否有序,而脾胃之气的升降又依赖于肝之疏泄条达功能。故肝气疏泄条达,脾胃升降有序,则脾胃功能正常。若饮食不节或过食肥甘厚腻之物,易扰乱中焦气机,化生痰湿,使胃气不得降,脾气不得升,久之则痰湿郁而化火,脾土反克肝木,致肝气失于条达,气机郁滞,加之情绪波动影响肝气,导致肝气郁结,气滞则血行不畅,瘀血阻滞,形成气滞痰瘀之证。气滞痰瘀为本病的主要病机,不通则痛,而见胃脘疼痛、脘腹痞满等,胃气上逆,可见反酸,气郁日久化火,则可见肝火上炎等病变,故见口干口苦、双胁胀痛、大便干结、情绪急躁等。董老还认为:中焦气机阻滞是胃脘痛的基本病机,中焦气滞,则运化失司,水湿内生,气滞则精血运行不畅,进而形成痰瘀。由此可见,肝气郁结、痰湿中阻两者互为因果、互相影响,常同时出现,董老将同时具备这两者的证总结为气滞痰瘀证,并认为气滞痰瘀是胃脘痛实证的基础病机。

随着社会的发展,人民生活水平显著提高,同时也伴随着生活节奏加快、工作压力增加、饮食不节等诸多问题,复杂证型的患者越来越多,功效单一的方剂已不能胜任复杂的证型。针对胃脘痛气滞痰瘀的基本病机,董老经过多年的临证探索,创建了经验方"柴夏芩姜汤"治疗胃脘痛。此方为经方四逆散、半夏厚朴汤合方加减而成,具有理气止痛、化痰祛瘀的功效,主要用于治疗气滞痰瘀型胃脘痛,临床疗效甚佳。柴夏芩姜汤的药物组成均为极其普通的中药材,便于推广应用;价格又便宜,能实实在在减轻患者的经济负担;且方中各药物均无明显不良反应,病人可安

心服用。

（一）气滞痰瘀型胃脘痛研究进展

胃脘痛是以胃脘近心窝处发生疼痛为主，常伴有恶心呕吐、嗳气呃逆、嘈杂泛酸、纳呆、大便不调等。西医学所指的急性或慢性胃炎、胃及十二指肠溃疡、功能性消化不良、胃神经官能症、胃黏膜脱垂等以上腹胃脘部疼痛为主要症状者均属于本病范畴。胃脘痛是临床常见病，古代中医书籍对本病有诸多记载，历代医家通对本病病因病机、辨证论治的多种论述，积累了很多宝贵的诊治经验。董老也是在总结历代医家经验，结合自身临床实践后，才对气滞痰瘀型胃脘痛有了较为深刻的认识。

1. 胃脘痛相关病名的历史沿革

胃脘痛相关论述最早见于《黄帝内经》，如《素问·至真要大论》云："厥阴司天，风淫所胜……民病胃脘当心而痛。"《灵枢·厥病》曰："厥心痛，腹胀胸满，心尤痛甚，胃心痛也。"《素问·至真要大论》曰："太阳之胜，凝溧且至，非时水冰……寒厥入胃，则内生心痛。"可见《黄帝内经》常将胃脘痛与心痛混称或并称，没有明确区分开来。

汉代张仲景在《伤寒杂病论》中将胃脘部称为"心下"，根据病邪性质的不同、病势的轻重之异将胃脘痛相关的病症分为"心下急""心下满微痛""心下满痛""心下痛"进行阐述。

隋代巢元方在《诸病源候论》中习将心痛、心腹痛分别立专篇进行论述，开始在病位、病机上将胃脘痛与心痛区分。唐代孙思邈提出"九种心痛"之说，从治疗九种心痛的九痛丸来看，其实多指胃脘痛，九种心痛之说实际是一种较前代更加详细的胃脘痛的病因病状分类法。

宋代医家们对胃脘痛的认识大多继承了《千金要方》的思想，《太平圣惠方》《圣济总录》《太平惠民和剂局方》等都沿用了《千金要方》"九种心痛"之说，在病位上胃脘痛仍未与心痛区分，但在病因病机及治疗方面有进一步区分。

金代李东垣《兰室秘藏》中首次立"胃脘痛"一门作为单独病症，并指出胃脘痛病位在脾胃。元代朱震亨明确指出"心痛即胃脘痛"，病位在脾胃中焦。可见金元时期医家已将胃脘痛作为一个独立病症。

明清时期医家对胃脘痛和心痛有了明确区分。明代秦景明在《症因脉治·胃脘痛论》中云,"胃脘痛,在胸之下,脐之上,两肋中间",明确了胃脘痛的病位;又云,"大抵痛而能饮食者,心胞络痛也;痛而不能饮食者,胃脘痛也",与"心包络痛"进行了鉴别。清代沈金鳌在《杂病源流犀烛》中将胃脘痛简称为胃痛。

综上所述,胃脘痛最早见于《黄帝内经》,在唐宋以前多与心痛相混淆,金元时期开始成为独立病名,明清时期与心痛明确区分,作为独立病名广泛使用,一直沿用至今。董老研究的胃脘痛,即病位在脾胃的胃痛。

2. 胃脘痛的病因病机

《黄帝内经》最早论述了胃脘痛的病因病机,从寒邪犯胃、热邪犯胃、饮食积滞、气滞胃痛、肝气犯胃、脾病及胃等方面进行阐述。如《素问·举痛论》中云:"寒气客于肠胃之间,膜原之下,血不得散,小络急引,故痛。"寒气所客,使肠胃之间的血不得散,小络拘急牵引不能通畅而致疼痛。《素问·至真要大论》中云:"少阳之胜,热客于胃,烦心心痛……"少阳相火太过之年,热邪犯胃则胃痛。《灵枢·邪气脏腑病形》中云:"胃病者,腹胀,胃脘当心而痛,上支两胁,膈咽不通,食饮不下。"中焦气滞,胃失和降所致胃脘胀痛,不欲饮食。《素问·六元正纪大论》中云:"木郁之发……民病胃脘当心而痛,上支两胁,膈咽不通,食饮不下。"肝气过旺,横逆犯胃,胃失和降而致胃脘痛,不思饮食。《灵枢·经脉》中云:"脾足太阴之脉……是动则病舌本强,食则呕,胃脘痛,腹胀,善噫。"脾胃相连,脾病及胃,胃气上逆则呕,气机阻滞则胃脘痛,升降失司则腹胀、善噫。

汉代张仲景《伤寒杂病论》中关于胃脘痛病机,论述了水气内停致太阳经气不利之证、胆热犯胃证、少阳兼里虚寒证、少阳病兼太阳表证、寒热错杂证、上热下寒证、脾阳虚弱致寒湿内停证、少阴病阳气郁遏证、热结旁流证、肝寒犯胃证等病证。

隋代巢元方《诸病源候论》认为:素体体虚,复感风寒,正邪交争,寒热相搏致胃脘痛。如《诸病源候论·风病诸候》中云:"风入腹拘急切痛者,是体虚受风冷,风冷客于三焦,经于脏腑,寒热交争,故心腹拘急切痛。"唐代孙思邈提出"九种心痛"之说,所附九痛丸中有附子、干姜、吴茱萸等辛热之品,可见其认为寒邪是胃脘痛重要的致病因素。

宋代陈言《三因极一病证方论·九痛叙论》认为外感六淫、情志失调、饮食不节、劳逸失度等都是胃脘痛的重要病因。金代李东垣《东垣试效方·心胃及腹中诸痛门》认为劳役过度、饮食不节、中气不足、寒邪客胃都可为胃脘痛的病因。元代朱丹溪《脉因证治·心腹痛》认为胃脘痛的病因除了劳役过度、饮食不节、脾胃虚弱外,还应包括郁热、食积痰饮、食滞等。

明代张景岳在《景岳全书·心腹痛》中云:"凡病心腹痛者……皆有虚实寒热之不同。""胃脘痛证,多有因食、因寒、因气不顺者,然因食因寒,亦无不皆关于气,盖食停则气滞,寒流则气凝。""气血虚寒,不能营养心脾者,最多心腹痛证。"张景岳认为胃脘痛需辨寒热虚实;饮食积滞、寒邪均可致中焦气机阻滞,发生胃脘痛;"不通则痛"和"不荣则痛"为胃脘痛的基本病机。

清代叶天士在《临证指南医案》中指出:"初病在经,久痛入络。"瘀血阻络,气滞不通,不通则痛是病程长久之胃脘痛的基本病机。他还指出胃阴亏虚也是胃脘痛的致病因素。沈金鳌在《杂病源流犀烛》中云:"胃痛,邪干胃脘痛也……壮者邪不能干,虚则着而为病……唯肝气相乘为尤甚,以木性暴,且正克也。"沈金鳌认为脾胃虚弱和肝气犯胃是胃脘痛的重要致病因素。

综上所述,历代医家对胃脘痛病因病机的认识不断进步,从外感逐步认识到内伤,至明清时期对胃脘痛病因病机的认识已基本成熟,如饮食劳倦、情志内伤、瘀血阻络、脾胃亏虚等。董老认为胃气阻滞(不通则痛)和脾胃虚弱(不荣则痛)是胃脘痛的基本病机,且与气滞和痰瘀关系最为密切。

3.胃脘痛的辨证分型

(1)宋代以前,由于医家对胃脘痛病名、病因病机的认识不足,胃脘痛辨证分型比较混乱。汉代张仲景在《伤寒杂病论》中将胃脘痛分为寒邪犯胃、湿困脾胃、水热互结、肝气犯胃、痰热内停、脾胃虚寒、胃虚气逆、食滞胃脘、蛔虫内扰等。隋代巢元方在《诸病源候论》中将胃脘痛分为风入腹、胃气虚、肾气不足、脏气不足、寒饮内停、热邪内乘等。宋代,《太平圣惠方》《圣济总录》《太平惠民和剂局方》等对胃脘痛辨证分型的认识取得了一定发展。金元至明清时期医家对胃脘痛的病名、病因病机的认识进一步完善,对其病因病机的认识也趋于成熟。清代叶天士在《临证指南医案》中将胃脘痛分为肝犯胃、气阻、脾胃阳虚、心脾两虚、痰饮凝泣、血络痹阻、火郁、气滞等。2003年,中国中医药出版社出版的《中医内科学》将胃脘痛分为寒邪犯胃、饮食伤胃、肝气犯胃、湿热中阻、瘀血停胃、胃阴亏耗、脾胃虚寒等。

(2)现代医家胃脘痛的分型论治。张继泽将胃脘痛主要分为四型:中虚气滞(夹寒)型用小建中汤或黄芪建中汤加减或自拟"温阳健胃汤"调治;肝胃不和型用柴胡疏肝饮加减或自拟"疏肝和胃汤"加减;胃阴不足型用沙参麦冬汤或一贯煎加减;气滞血瘀型用血府逐瘀汤加减。

路广晁将胃脘痛分为六型：肝胃不和型用柴胡疏肝散加减；肝胃郁热型用化肝煎加减，或佐以左金丸；肝脾失调型用四逆散，或柴芍六君子汤，或逍遥散加减；肝阴不足型用一贯煎和芍药甘草汤加减，或益胃汤加减；湿浊中阻型用陈平汤加减；脾虚不运型用六君子汤加减。

关思友将胃脘痛分为五型：肝胃不和型用自拟疏肝理气通降汤加减；湿热中阻型用自拟苍朴祛湿汤加减；瘀血凝滞型用失笑散加减；胃阴不足型用益胃汤加减；脾胃虚寒型用黄芪建中汤加减。

牛兴东将胃脘痛分为十二型：脾胃虚弱证用香砂六君子汤加减；脾虚气滞证用厚朴生姜半夏甘草人参汤加减；寒邪犯胃证用良附丸合香苏散加减；脾胃虚寒证用黄芪建中汤加减；饮食停滞证用枳实导滞丸合保和丸加减；肝气犯胃、肝胃不和证用柴胡疏肝散加减；肝胃郁热证用化肝煎合左金丸加减；湿滞脾胃证用平胃散合厚朴温中汤加减；湿热中阻证用连朴饮合三仁汤加减；胃阴不足证用益胃汤合芍药甘草汤加减；胃络瘀滞证用丹参饮合失笑散加味；寒热错杂证用半夏泻心汤加减。

师家兰将胃脘痛分为四型：气滞湿阻型用连朴饮加通降之品；气滞血瘀型用连朴饮合金铃子散加减；实热壅滞型用连朴饮加味；寒热错杂型用左金丸加味。

由此观之，现代医家对胃脘痛的分型虽杂，然大多皆包含肝郁气滞和湿阻痰瘀两种，说明气滞和痰瘀在临床上非常普遍，且二者相辅相成，互相影响，常同时出现。董老认为随着社会的发展，人民生活水平的提高，同时也伴随着生活节奏加快、工作压力增加、饮食不节等诸多问题，单一的分型已不能完全概述现代疾病的病机。在临床上，情志内伤导致脾胃病所占比例越来越高，脾胃病伴随痰饮等病理产物也越来越多，董老将同时具备这两种特点的证总结为气滞痰瘀证。董老临床40余年，对气滞痰瘀证胃脘痛屡见不鲜，故有丰富的诊疗经验。

4. 分型论治胃脘痛疗效观察

张继跃等将124例肝气犯胃型胃脘痛患者随机分成治疗组和对照组，每组62例。治疗组予柴胡疏肝散加减治疗，对照组予多潘酮治疗，治疗组总有效率89%，对照组总有效率63%，治疗组明显优于对照组。

孙明辉将湿热中阻型胃溃疡患者60例随机分为2组，治疗组（30例）给予清中安胃饮，对照组（30例）给予雷贝拉唑，幽门螺杆菌（HP）感染患者联合给予阿莫西林、克拉霉素口服，治疗组总有效率96.67%，对照组总有效率80.00%，2组比较有显著性差异（$P < 0.05$）。

杨加军运用保和丸治疗食积型胃脘痛患者100例,治愈32例,有效56例,无效12例,总有效率88%,疗效显著。

杜培亮运用一贯煎合芍药甘草汤加减治疗胃阴不足型慢性萎缩性胃炎患者88例,治愈73人,好转8人,未愈7人。总有效率达90%以上,疗效显著。

颜幸杰将125例慢性萎缩性胃炎脾胃虚弱型患者随机分成治疗组65例,对照组60例,治疗组服用黄芪建中汤化裁治疗,对照组予口服胃复春片治疗,总有效率治疗组为92.31%,对照组为65.0%,有显著性差异($P < 0.01$)。

张团结运用失笑散合丹参饮加味治疗瘀血停胃型十二指肠球部溃疡患者30例,溃疡愈合率93.3%,疗效显著。

陈国谋将寒热错杂型慢性浅表性胃炎患者80例随机分为两组,治疗组40例选用半夏泻心汤加减治疗,对照组40例采取西医常规治疗,治疗组有效率为97.5%,明显优于对照组的77.5%。

现代临床医家治疗脾胃系统疾病,多从疏肝解郁、行气化痰论治,辅以补中益气、活血化瘀、滋阴润燥、健胃消食。董老自创经验方柴夏芩姜汤也是如此,临床随症加减,疗效较好。

(二)董湘玉对气滞痰瘀型胃脘痛生理病理的认识

1. 脏腑生理

董老认为:在生理功能上,脾主运化,主升清,以升为健,喜燥恶湿;胃主受纳、腐熟食物,主通降,以降为顺,喜湿恶燥;肝居胁下,调畅气机,主疏泄,喜条达。脾胃功能的正常运行依赖于脾胃之气升降有序,而脾胃之气的升降又有赖于肝之疏泄条达功能。故肝气疏泄条达,脾胃升降有序,则脾胃功能得以正常运行。在五行中,肝为木,脾胃属土,肝与脾胃即木和土的关系,其生理功能关系正常即被称为"土得木则达"。

2. 病因病机

董老认为生活节奏加快、工作压力增加、饮食不节等诸多问题,都是导致脾胃病发生的重要因素。

若各种因素导致精神紧张、情绪波动而成肝气郁结,进而横逆犯脾,脾之运化失司,内生痰湿,另外气滞易致血瘀,从而形成气滞痰瘀之证。或因饮食不节或过食肥甘厚腻之品,郁而化火,脾土反侮肝木,致肝气失于条畅,气机郁滞,肝气郁结,气滞则血行不畅,而致血瘀,形成气滞痰瘀之证。

因此,肝、脾胃在生理上相互协调为用,而在病理上又相互影响为患,可致气滞痰瘀的形成。

董老还认为:不通则痛,是所有痛症中的基本病机。或因实邪阻滞,或因虚致实而阻滞,皆可导致不通则痛,胃脘痛也是如此。她认为中焦气机受阻是胃脘痛的基本病机,中焦气滞,则运化失司,水湿内生,气滞则精血运行不畅,进而形成痰瘀。中焦气滞痰瘀,不通则痛,则胃脘疼痛,脘腹痞满,或引痛两胁,发为胃脘痛。胃气上逆而嗳气、反酸,甚则恶心、呕吐,脾运失司而纳差,气郁化火,则可见口干口苦、大便干结、情绪急躁等肝火上炎之症,或瘀血阻滞中焦,而见胃脘刺痛等症。气滞痰瘀之证分解来看为气滞、痰阻、血瘀,虽各有偏重,临床上常相互影响为患,实则多为兼夹为病。故而董老师认为气滞痰瘀为本病的主要病机。

由此可见,肝郁、痰湿、瘀血阻滞中焦,三者互为因果、互相影响,常同时出现,董老将此总结为气滞痰瘀证,并认为气滞痰瘀是胃脘痛实证的基础病机。

3. 情志因素

董老对于胃脘痛的诊治,尤其注重情志因素,常用"肝胃不和"来辨证论治,疗效颇佳。故重视情志、调节身心是董老治疗脾胃病的一大特色。

胃脘痛是脾胃病中最常见的病种之一,结合现代医学及检查设备的运用,常将之诊断为慢性胃炎、消化性溃疡、胃食管反流、消化不良、胃神经官能症等。究其病因,精神压力和生活方式等因素是胃脘痛发病的一个主要原因。有研究表明:很多有情志异常的患者,胃肠道症状随之也会发生,有的胃肠道临床症状几乎与情志异常同时发生,患者常表现为典型的精神、神经症状,如焦虑、紧张、忧伤、烦躁、躁动、激动、暴躁等。多个关于精神心理异常在消化系统疾病表现的相关研究表明:慢性胃炎在有情志异常的人群中的发病率明显高于正常人。从现代生理病理学的观点来看,因过激的精神神经因素,可引发自主神经的功能紊乱,直接导致或间接诱发慢性胃炎。研究结果表明:精神上的刺激可致大脑皮层功能失调而使迷走神经兴奋,引起胃黏膜壁细胞与 G 细胞大量分泌胃酸和胃蛋白酶,还可引发肾上腺皮质激素分泌亢进,使胃酸分泌增多,损伤胃黏膜而致慢性胃炎,甚至消化性溃疡。现代研究已经证实:原来认为只存在于中枢神经系统的神经肽,也在消化道中发现。这些双重分布的肽被统称为脑肠肽,因此脑肠肽同时存在于中枢神经系统、胃肠道,起到中枢神经与胃肠之间的相互调节作用,已知的有胃泌素、胆囊收缩素、P 物质、生长抑素、神经降压素等20余种。这些肽类双重分布的生理意义已引起人们的重视,例如胆囊收缩素和促胰液素等在外周对胰酶分泌和胆汁排放的调节作用及其在中枢对摄食的抑制作用,提示双重分布于胃肠和神经系统的脑肠肽可从中枢和外周对消化系统进行协调作用。

国内外很多研究表明:很多慢性胃炎患者存在一定程度的心理障碍,属心身疾病。董老认为中医"肝胃不和"理论能较好地阐释慢性胃炎的发生,即慢性胃炎的发病存在较明显的心理障碍,因此,在慢性胃炎临床的诊治过程中必须重视情志致病方面的防治。

董老认为:肝的疏泄功能,主要与情志有关,表现在调畅气机,与脾胃之气的升降相协调,即脾胃之气的升降依赖肝的疏泄条达功能,即"土得木则达"。如果肝的疏泄不及,则气机阻滞郁结,则"木不疏土"。脾胃升降失司,或中土壅滞,木郁不达;或肝之疏泄太过,则气之升发过亢,而气之下降不及,则气机逆乱,横逆犯胃,则"木旺乘土";或肝火内炽,迫灼胃阴;或肝血瘀阻,胃失滋养。

综上所述,若情志不畅,肝失疏泄,均可导致中焦气血阻滞,或阴虚失于滋养,即有不通则痛,或不荣则痛。其痛有气机阻滞的胀痛,郁火乘胃的灼痛,胃阴不足失于滋养的隐痛,瘀血阻络的刺痛,然其病因总与情志不畅、肝失疏泄有关。

(三)董湘玉治疗气滞痰瘀型胃脘痛的治则治法

董老从整体观出发,认识到本病病位在胃,与肝、脾关系密切,掌握本病气滞痰瘀的病机特点,以疏肝解郁、行气化痰为法,进行辨证论治,临证辅以补中益气、活血化瘀、滋阴润燥、健胃消食等,达到恢复脾、胃、肝三者正常生理功能的目的,则胃痛自除。

1.董老经验方柴夏芩姜汤组成

董老在治疗气滞痰瘀型胃脘痛时所立经验方柴夏芩姜汤,具有理气止痛、化痰祛瘀的功效,在临床上疗效明确、显著。

柴夏芩姜汤:

柴胡10 g	法夏10 g	黄芩10 g	生姜3片
白芍12 g	枳实12 g	香附10 g	川芎10 g
元胡12 g	茯苓15 g	厚朴15 g	甘草6 g

清洁凉水500 mL浸泡上述中药材20～30 min,煮沸后中火煎煮15～20 min,

滤药汁存放于玻璃瓶或瓷碗中,在药罐内再加水煎煮 15～20 min,滤药汁加入到存放上次药汁的玻璃瓶或瓷碗中,均匀后药汁分 3 次服用,餐前 30 min 或餐后 1 h 服用。

柴夏芩姜汤是在经方四逆散和半夏厚朴汤的基础上化裁而来。

2. 合方的意义

董老柴夏芩姜汤可视为四逆散与半夏厚朴汤的合方。

所谓合方,即数首方剂合为一方之意,又称为重方、复方、偶方、合剂等。合方之名最早见于《素问·至真要大论》,其云:"奇之不去则偶之,是谓重方。"

董老认为:中医根据辨证来治疗胃脘痛有着悠久的历史和很好的疗效,有着独特的优势。中医临床对胃脘痛的辨证有很多证型,如邪气犯胃、肝郁气滞、脾胃虚寒、痰湿内阻、食滞中脘、胃阴亏虚、瘀血阻滞等。但临床的证型千变万化,虚实夹杂,单纯一个证型出现的概率很少,辨别不全面往往不能收到很好的疗效。随着社会的发展,人民生活水平显著提高,同时也伴随着生活节奏加快、工作压力增加、饮食不节等诸多问题,气滞兼有痰瘀的患者越来越多。对于这种复合证型的患者,功效单一的方剂已不能胜任:单行气则痰瘀不能化,独祛痰则气滞不能畅。

故董老根据其 40 余年临床经验,在四逆散和半夏厚朴汤的基础上,首创柴夏芩姜汤。方中的四逆散疏肝理气止痛,半夏厚朴汤化痰理气消痞胀;加上香附、川芎、元胡理气祛瘀止痛,芍药配伍甘草为芍药汤,起到疏肝理气、缓急止痛的作用,黄芩配伍生姜起到辛开苦降的作用。脾胃病用辛开苦降法调理气机,升降得司,则中焦顺畅。全方共奏理气、化痰、祛瘀、止痛之功,配方严谨,作用明确,对气滞痰瘀型胃脘痛有很好的疗效。

3. 柴夏芩姜汤方义分析

柴夏芩姜汤中去掉了辛温宣散不利止呕的苏叶,加入了行气止痛的元胡、疏肝调气的香附、活血止痛的川芎、清热泻火的黄芩,增强了全方行气活血、清热止痛之功,补足了四逆散及半夏厚朴汤的不足。方中白芍养肝敛阴,和胃止痛,与柴胡相伍一散一收,助柴胡疏肝,相辅相成共为主药;枳实泻脾气之壅滞,调中焦之运化,与柴胡同用一升一降,加强疏肝理气之功;白芍、甘草配伍缓急止痛,疏理肝气以和脾胃,且具有保护胃黏膜屏障和修复黏膜的作用;半夏、厚朴辛开苦降,化痰祛瘀;川芎行气开郁,活血止痛;香附理气和胃止痛。诸药合用辛以散结,苦以降通,气滞痰瘀方可解除。

现代药理研究表明:柴胡主要含皂苷及挥发油,有镇静和镇痛作用,并有抗炎、利胆作用;白芍对中枢神经系统有抑制作用和镇静作用,并对平滑肌有松弛作用;枳实含挥发油、黄酮苷等,有健胃作用;甘草可缓解胃及肠管痉挛,有抗炎、抗变态反应作用;半夏有显著抑制胃酸分泌的作用,能预防和治疗消化性胃溃疡;厚朴有抑菌及中枢性肌松弛作用。故柴夏芩姜汤对气滞痰瘀型胃脘痛及证型相符的急(慢)性胃炎、胃及十二指肠溃疡、功能性消化不良、胃神经官能症、胃黏膜脱垂等有较好的疗效。

二、董湘玉对功能性消化不良诊治的学术思想

在随董老临证侍诊过程中,见其善用辛开苦降之法,并常常将其融于"清、温、养、和"等具体治法之中,用于治疗功能性消化不良疗效卓著。董老在"中焦如衡,非平不安"的思想指导下,通过苦辛同伍,寒热并用,融合多法,既立足于祛邪,又不忘扶正,祛湿除热、通调气机产生整体效应,彰显出鲜明的学术经验特点。

(一)中医学对功能性消化不良的认识

1.古代医家对功能性消化不良的认识

尽管传统中医学没有功能性消化不良的病名,但根据其以上腹部饱胀痞塞或疼痛、嘈杂、吞酸、嗳气、恶心等为主要临床表现,一般可将本病归属于传统中医学的"痞满""嘈杂""吞酸"等范畴。关于功能性消化不良中医相关病名及临床特征,散见于历代多种古医籍之中。如痞满是指以自觉心下痞塞,胸膈胀满,触之无形,按之柔软,压之不痛为主要症状的病症。《黄帝内经》将其称为"痞""痞塞""痞膈"等,如《素问·五常政大论》:"备化之纪……其病痞""卑监之纪……其病留满痞塞";《素问·至真要大论》:"太阳之复,厥气上行,……心胃生寒,胸膈不利,心痛痞满"。《伤寒论》指出痞的特点:"但满而不痛者,此为痞。"《诸病源候论》提出"八痞""诸痞"之名,并对病名要领做了定义:"诸痞者,荣卫不和,阴阳隔绝,脏腑痞塞而不宣通,故谓之痞""其病之候,但腹纳气结胀满,闭塞不通"。《丹溪心法》认识更为简明:"痞者,与否同,不通泰也。"《景岳全书》中以"痞满"之名立专篇,如"痞者,痞塞不开之谓;满着,胀满不行之谓。盖满则近胀,而痞则不必胀也"。指出痞与满的辨别;又指出痞满当分虚实,"所以痞满一证,大有疑辩,则在虚实二字。凡有邪有滞而痞者,实痞也;无物无滞而痞者,虚痞也;有胀有痛而满者,实满也;无

胀无痛而满者,虚满也"。至此痞满的病名趋于一致。嘈杂,是指胃中空虚,似饥非饥,似辣非辣,似痛非痛,莫可名状,时作时止的病症。始载于《丹溪心法·嘈杂》:"嘈杂,是痰因火动,治痰为先。"《景岳全书》描述得更为详细,"嘈杂一证,或作或止,其为病也,则腹中空空,若无一物,似饥非饥,似辣非辣,似痛非痛,而胸膈懊恼,莫可名状,或得食而暂止,或食已而复嘈,或兼恶心,而渐见胃脘作痛。"吐酸,是指胃中酸水上泛,即吐出者称为吐酸,遂即咽下者为吞酸。如《医述·吞酸》引李东垣的"吐酸者,甚则酸水浸其心,令上下牙酸涩,不能相对"揭示了吐酸的症状特征。

就功能性消化不良的病因病机而言,古代医家多认为外邪客胃、饮食不当、情志内伤、脾胃虚弱等是本病发生的主要原因。外邪客胃,如《素问·至真要大论》云:"太阳之复,厥气上逆……心胃生寒,胸膈不利,心痛否满",《素问·举痛论》云:"寒气客于肠胃,厥逆上出,故痛而呕也"等揭示寒邪在本病发生中所起的作用;《素问·至真要大论》指出:"诸呕吐酸,暴注下迫,皆属于热"提示热邪对本病发生的作用。再如《伤寒论》云:"脉浮而紧,而复下之,紧反入里,则作痞。按之自濡,但气痞耳。"指出表邪入里,或误下伤中,邪气内陷,结于胃脘,阻塞气机发为痞满。饮食不当,如《素问·痹论》指出"饮食自倍,肠胃乃伤";《伤寒论》亦云:"胃中不和,心下痞鞕,干噫食臭""谷不化,腹中雷鸣,心下痞鞕而满";《脾胃论》指出"饮食失节,寒温不适,脾胃乃伤"。情志内伤,《黄帝内经》早有认识,如《素问·举痛论》云:"百病生于气也,怒则气上,……思则气结。"《景岳全书》言:"若怒气暴伤,肝气未平而痞者,解肝煎。"《临证指南医案》亦云:"肝为起病之源,胃为传病之所。"脾胃虚弱,李东垣认识最为深刻,提出"内伤脾胃,百病由生",《证治汇补·痞满》亦云:"大抵心下痞闷,必是脾胃受亏,浊气挟痰,不能运化为患。"《张氏医通》中指出"老人、虚人"得痞则多为脾胃虚弱,转运不及。

由上所述可以看出功能性消化不良病位主要在胃,但与肝、脾等脏腑有密切关系,如《类证治裁》云:"脾不能行气于脾胃,结而不散,则为痞。"《黄帝内经》提出了功能性消化不良重要的治疗原则——"中满者,泻之于内"。对于以痞证为表现的治疗,张仲景首创辛开苦降法,以诸泻心汤为代表,具有辛开苦降、寒热并调的特点,至今指导中医临床。

2. 现代中医对功能性消化不良的认识

尽管现代中医学家对痞满有不同的认识,但大都认为功能性消化不良的基本病机为本虚标实,本虚即脾胃气虚、胃阴不足,标实即脾胃损伤以后继发气滞血瘀、热郁湿阻等,治疗上采用标本兼治的方法。基于胃为水谷之海,传化物而不藏,以通为用,以降为顺,诸多医家认为通降为治胃之大法。田德禄以虚实为纲论治功能性消化不良,若以实为主,常用加味连苏饮合黄连温胆汤以苦辛通降之法,调理中焦气机;以虚为主则常选香砂六君子温运和中,意在补中有通。慢性胃炎久作不愈,其病机往往变得虚实兼夹、寒热错杂、升降失常等,标实有热郁、寒滞、痰湿、气滞、食滞、血瘀等,故治疗上当辨别各种兼杂病机,予以综合调理。董老则倡导胃热学说,善用通腑泄热之法治疗热证者;寒热错杂者,温清并用;上热下寒者,用辛开苦降法,临证每以泻心汤、小陷胸汤、左金丸等灵活化裁治疗功能性消化不良。

(二)辛开苦降法的形成与发展

1. 辛开苦降的理论基础

辛开苦降是以辛味药与苦味药为主组方,是治脏腑功能失调、气机升降失常而见脘痞腹痛、恶心呕吐、肠鸣泄泻或口咽溃烂等的治疗法则。辛开苦降法是在对脾胃升降的生理病理特点、药物升降浮沉特性的认识基础上提出的。

(1)脾胃升降的生理病理特点。脾胃升降的生理特点:胃主降,以降为和;脾宜升为健。

脾胃升降失常的病理表现:胃以和降为顺,在病理状态下,若胃气不降,则饮食糟粕停积于胃肠,出现脘痞满闷、胃痛、食后饱胀、腹胀便秘等。若胃气不降反升,则呃逆、反胃、呕吐。脾气宜升则健,若脾气当升不升,则清阳之气不能敷布,后天之精不能收藏,而诸证由生,如神疲倦怠、四肢无力、眼目昏花等。若脾气不升反降,则中气下陷,出现下利清谷、肠鸣腹泻或胃下垂、脱肛、崩漏、阴挺等。脾胃升降失常,枢机不利,可导致痞满的发生,"胃主中焦,中焦不治,故阴邪得逆于下而阳邪遂阻于上,阳上阴下,是为不交之痞。"脾胃升降失常亦可导致其他脏腑、五官九窍发生病理改变。例如脾不升清则土不生金,肺不主气而宣降失调;又如五脏皆禀脾之清气而濡润诸窍,若脾之清阳不升,则目不能视,耳不能听,不知香臭五味。

古代医家十分重视调节脾胃升降。《伤寒杂病论》虽未明言脾胃升降,但调节升降的思想在多处体现,并有相应的治法和方剂。"顺而调之"是治病立法的宗旨,张仲景根据脾胃的生理特点,顺应其升降之性确定治疗原则,从而斡旋气机,恢复脾胃升降之职,治愈疾病。张仲景从太阴脾与阳明胃升降失调的变化,开创了温阳健脾、通腑泻下、辛开苦降、降逆和胃、益气缓中等治疗大法的先河,创立了理中、承气、泻心、旋覆代赭、建中等名方。李东垣十分重视脾胃升降。他在《脾胃论》中说："盖胃为水谷之海，饮食入胃，而精气先输脾归肺，上行春夏之令，以滋养周身，乃清气为天者也；升已而下输膀胱，行秋冬之令，为传化糟粕，转味而出，乃浊阴为地者也。"强调谷气上升的作用，认为不少疾病是由于脾胃的升清降浊机能失常所致。

（2）药物升降浮沉理论是指导中医临床用药的重要依据。现代理论将升降浮沉定义为药物性能在人体内呈现的一种走向和趋势，一般向上向外的作用称为升浮，向下向内的作用称为沉降。各种疾病在病机和证候上，常表现出向上、向下、向内、向外的病势趋向，而药物的升降浮沉性能，能针对病势去向，调理恢复脏腑气机，达到治疗疾病的目的。

升降浮沉理论源于《黄帝内经》，首见于张仲景，由金元时期以张元素为代表的易水学派归纳创立。《黄帝内经》系统论述了气机升降出入理论，指出气的升降出入是人体生理功能的基本形式，一旦气机升降出入的动态失衡，就会导致五脏六腑、阴阳气血的功能紊乱。因为气机升降失调可导致上下、内外种种病势趋向，治疗上就必须选择能够针对病情、消除症状的治法和药物。《素问·阴阳应象大论》提出："其高者，因而越之；其下者，引而竭之；中满者泻之于内；其有邪者，渍形以为汗；其在皮者，汗而发之；其慓悍者，按而收之；其实者，散而泻之。"这些治法已包含了药物趋向性能的概念。在具体药物中，《素问·至真要大论》说："辛甘发散为阳，酸苦涌泄为阴，咸味涌泄为阴，淡味渗泄为阳。六者或收或散，或缓或急，或燥，或润，或耎或坚，以所利而行之，调其气，使其平也。"强调应注意药物的特性和作用趋向。《黄帝内经》虽然没有明确提出升降浮沉的药性，但它的基本概念已经形成，为后世奠定了理论基础。张仲景在治疗疾病过程中，针对人体不同的病变部位和病势趋向，选用升降浮沉不同特性药物以纠正人体气机的偏颇。另外，还利用某些药物的升降特性，作为舟楫载药到达病所。《伤寒论》葛根汤、《金匮要略》茯苓泽泻汤等，张仲景于复杂证情中，抓住体现疾病本质的主证，详审升降之机，巧妙应用药物升降浮沉之性，以升制降，以降制升，以浮制沉，以沉制浮。张仲景遣方用药为后世升降浮沉学说的创立奠定了实践基础。

张元素依据《黄帝内经》的论述，首次明确地以升降浮沉来概括药性。在《医学启源·用药备旨》"药类法象"中，张元素将升降浮沉理论运用到临床常用105种药物，归纳出"风升生、热浮长、湿化成、燥降收、寒沉藏"五类药物并论述其功用，如"防风，浮而升""干姜，半沉半浮，可升可降""人参，浮而升""泽泻，沉而浮"等。

明清医家将张元素的理论推广到其他的中药,从而补充发展了升降浮沉理论。

2. 辛开苦降法的提出、运用与发展

辛开苦降法作为中医治则的重要组成部分,其运用可追溯至《黄帝内经》。《黄帝内经》强调应注意药物的趋向性能,《素问·至真要大论》说:"辛甘发散为阳,酸苦涌泄为阴,咸味涌泄为阴,淡味渗泄为阳。六者或收或散,或缓或急,或燥或润,或软或坚,以所利而行之,调其气,使其平。""寒淫于内,治以甘热,佐以苦辛"指出辛味药和苦味药分别具有发散、降泄的特性,并提出苦味药与辛味药可配伍应用。

张仲景在《黄帝内经》学术思想的指导下,"谨守病机,各司其属",通过实践,对脏腑气机升降失调、寒热互结或痰湿内生、蕴结中焦的病机有了明确的认识,以恢复脏腑气机升降为目的,辛苦同用,既解寒热之邪,又可寓开于泄,通而有降,从而为辛开苦降法的理论和实践确立了准则。如泻心汤将辛苦甘融于一体,堪称是运用辛开苦降法的典范。《伤寒论》中栀子干姜汤、附子泻心汤、干姜黄芩黄连人参汤、黄连汤、乌梅丸等方剂中辛味之半夏、干姜、生姜,甘味之人参、甘草、大枣,与苦味之黄芩、黄连、栀子等作为调和胃肠、燮理阴阳的药对形式,一直沿用至今且疗效确凿。

李东垣充实了辛开苦降法,独创以诸风药升发阳气。李东垣认为脾胃有升降,但非独脾胃,人整个机体应始终保持在清气常升、浊气常降的状态,这是其升清降浊理论的精华所在,故指出:"若用辛甘之药滋胃,当升当浮,使生长之气旺。言其汗者,非正发汗也,为助阳也。"另观其补中益气汤的组方:"今所立方中,有辛甘温药者,非独用也;复有甘苦大寒之剂,亦非独用也。以火、酒二制为之使,引苦甘寒之药至顶,而复入于肾肝之下,此所谓升降浮沉之道。"对辛开苦降之法有了长足的发展,且独创以诸风药升发阳气,"……以滋肝胆之用,是令阳气生,上出于阴分,末用辛甘温药接其升药,使大发散于阳分,而令走九窍也"。

叶天士论脾胃倡导通胃养阴说,尤其是针对湿热蕴结中焦、脾胃不和之证,认为湿为阴邪,非辛热不能宣通,热为阳邪,非苦寒不能清解,故临证每用辛开苦降法之方灵活变通,随症加减,取黄芩、黄连清降邪热,用干姜、半夏温通化湿,配合他药广泛用于湿热阻结中焦的多种病症。他还强调说:"清邪之中,必佐辅正""热邪宜清,胃阳亦须扶护"。除叶天士擅用辛开苦降法外,其他温病学家如吴鞠通、王孟英等亦多运用此法治疗湿热中阻。此外,朱震亨以辛味之吴茱萸、苦味之黄连按1:6

比例配制的左金丸治疗肝郁化火,胃失和降,胁肋胀痛,呕吐吞酸,嘈杂嗳气等胃脘部症状。再如《医学衷中参西录》中的秘红丹,主治肝郁多怒,胃郁气逆吐血、衄血等,亦属辛开苦降类方药,古今医案医话中辛开苦降类方药亦多见。总之,辛开苦降法源于《黄帝内经》,实践于张仲景,并对后世产生了深远影响。

3. 辛开苦降法的作用特点

辛开苦降法主要利用苦与辛、寒与温之间不同的药性特点与阴阳属性,进行有机的配伍组合,从而产生两类药物均不具备的整体效用。董老在实践的基础上继承前贤经验,认为辛开苦降法主要具有如下作用特点。

(1)祛除病邪,调畅气机。因辛能行能散,苦能燥能泄,寒可清热,温可祛寒,辛温与苦寒相配伍,融开、泄、温、清于一体,具有开泄通降、调和寒热、祛邪利气、调畅气机等多方面的整体功效。从祛除邪气角度来看,辛开苦降法具有清热除湿、清热化痰、清热散寒等作用,可广泛运用于湿热内蕴、痰热互结、热郁气滞、寒热错杂等证。对于痰热互结而言,痰亦阴邪,其理亦然。热郁气滞以苦寒和辛味同用以清解郁热,如栀子豉汤等。对于寒热错杂者,因重视寒性与温(热)性药物的配伍,具有调和寒热的作用,如半夏泻心汤、黄连汤等。

从调整气机方面来看,辛开苦降法主要是调节脾胃升降气机。一般辛温之药开散升浮,苦寒之药降泄趋下,脾胃位居中焦,有脾升胃降的生理特性,其病亦多升降失调为患,辛开苦降法有调节升降的作用,使逆乱的气机恢复正常。

(2)互相制约,反佐从治。辛开苦降法具有互相制约偏性的作用。辛温之品太过往往有耗气伤阴之弊,同苦寒之药相伍则可制其温燥之性,免其助热生火;若苦寒之品太过,有损脾伤阳之嫌,配伍辛温之药可防寒性偏盛。如此配伍则其药性相互制约,协调为用。辛开苦降法亦有反佐从治之用。如热证较著者在使用大量苦寒药治疗时,因怕患者不能受纳药物可能格拒时,可反佐少许温药以"从治",反之寒证亦然。

综上所述,董老常常将辛开苦降法用于各种脾胃病的治疗,且无论从祛邪还是从调理脾胃升降功能等方面辛开苦降法都比较契合功能性消化不良的治疗,显示出一定的特色与优势。

（五）董湘玉运用辛开苦降法治疗功能性消化不良的学术思想

1. 苦辛同用，寒热并调

《素问·阴阳应象大论》云："气味辛甘发散为阳，酸苦涌泄为阴。"指出辛味药属阳，具有开散作用；苦味药属阴，具有降泄的作用。董老认为辛味在治疗功能性消化不良中主要的作用有宣气、散郁、助阳、通络。宣气如苏叶等；散郁如郁金、厚朴花等；助阳如桂枝、肉桂、姜等；通络如香附、郁金等。苦味药则主要有降泄、清热、坚阴等作用。降泄如黄连、黄芩、枳实等；清热如焦山栀、黄连、黄芩、蒲公英等；坚阴如黄连、黄芩等。从某种意义上讲，苦辛合用一开一降，起到调畅气机的作用就可以看作辛开苦降法。董老鉴于脾胃的生理特点及易寒易热、易虚易实、升降失常的病理变化，在运用辛开苦降法治疗慢性胃炎时，最擅长将黄连、黄芩等苦寒药物同吴茱萸、苏叶、半夏、厚朴、香附、桂枝等辛温药组方，形成苦辛同用、寒温并伍的特点，既能适应寒热错杂的病理特点，又可平调阴阳，药性相互制约从而使药性趋于平和。

对于寒热并调之法，董老善用苦寒之黄连同辛温之品配伍，盖脾胃多湿热为患，黄连为除湿热之要药也。李时珍亦在《本草纲目》中论述黄连同其他辛温（热）之药配伍时指出："皆是一冷一热，一阴一阳，寒因热用，热因寒用，君臣相佐，阴阳相济，最得制方之妙，所以有成功而无偏胜之害也。"纵观董老经常使用的具有辛开苦降的代表方如半夏泻心汤、左金丸、连朴饮等均具有苦辛同用、寒热并调的特点。

2. 苦辛通降，调畅气机

辛温药如苏叶、香附等，多具宣通之效，苦寒者如黄连、黄芩等，其主降泄，二者相伍，一开一降，如此脾胃功能自复如常。董老治疗功能性消化不良，重视人体气机的运行，尤善用辛开苦降法调畅脾胃气机。脾主升清，胃主降浊，脾胃为人体气机升降的枢纽，就功能性消化不良而言，无论外感风、寒、暑、湿等六淫之邪，还是饮食、情志、劳倦所伤等，以致运化失司，气滞、痰浊、热郁、血瘀、食滞等病理产物夹杂为患，影响脾胃气机的升降功能而变证迭出。如脾不能升清、胃不能降浊以致中焦气机痞塞，脾胃升降失调出现脘腹痞胀、纳呆、呕吐、恶心、便溏等。功能性消化不良其病位主要在胃，通降功能就显得尤为重要，因胃为六腑之一，具有"传化物而不藏""实而不能满""以降为顺"的生理特点。董老指出辛主宣通，苦主降泄，苦寒类药物，其性沉降趋下，比较契合胃的通降特性，体现出"以通为用""以通为补"的作用特点;对于胃气不降反而上逆而见呃逆者,董老在使用苦辛通降法的同时,常常选用姜半夏、旋覆花等以加强和胃降逆之力。运用此法调畅脾胃气机,常常需兼顾肝、肺两脏。因肝主疏泄,五行属木,易犯中土;肺主宣肃,司一身之气化。故董老治疗脾胃气滞所致脘痞腹胀疼痛时常会酌加香附、炒白芍、广郁金等疏肝之品;治疗肺胃不和所致呕恶、嗳气时,常选用苏叶以通肺胃之气。如此以苦辛法调理脾胃升降,协以疏肝、宣肺之法治疗痞满、中焦气滞疼痛等,可达到气畅邪除、痞痛自消的疗效。

3. 泻肝和胃,善用苦辛

虽然功能性消化不良病位主要在胃,但可涉及脾、肝、胆、心等多个脏腑而出现肝胃、脾胃、胆胃、心胃等脏腑同病,其中尤与肝有密切关系,正所谓"肝为起病之源,胃为传病之所"。肝属木,胃属土,肝主疏泄,胃主通降,若抑郁或暴怒等情志失调,以致疏泄不及,土失木疏;若疏泄太过,横逆克胃以致气机郁滞,胃气上逆发为胃脘胀痛、嗳气、呕吐等;若脾胃虚弱,或脾胃损伤,中焦运化失职,气机壅滞,影响肝之疏泄,发为脘胁胀痛、呕酸、脉弦等。对于功能性消化不良之肝阳犯胃者而见脘痛呕酸等,董老善用代表苦辛之法的半夏泻心汤、左金丸、金铃子散等方剂加减以泻肝和胃。董老比较重视通过苦辛配伍以达到泻肝和胃的作用,常用的药物有黄连、黄芩、吴茱萸、姜半夏、广郁金、丹皮、白芍、川楝子等。其中泻肝之药首推黄连,其味苦性寒亦入肝经,具有苦寒直折、泻肝经郁火作用,肝热较重可辅以黄芩清泻肝胆之热。

4. 苦辛之用,不忘扶中

张秉成在《成方便读》中论述半夏泻心汤中的扶正之品时指出:"用甘草、人参、大枣者,病因里虚,又恐苦辛开泄之药过当,故当助其正气,协之使化耳。"董老习惯选用焦白术、太子参、党参、云茯苓、淮山药、川石斛、炙甘草等甘味平和之药以顾脾胃,扶中气。在运用辛开苦降法治疗时,董老指出要根据具体情况酌加一些药物以顾护中气,以甘药和中以交通上下,使阴阳复位,痞满自消。另外,功能性消化不良因饮食、情志、劳倦等损伤脾胃而起,反复发作而表现为虚实夹杂,有必要扶正固本。再则,虽说辛温同苦寒相伍可以起到相互制约、调和药性之妙,因其辛能行,温能燥,苦能泄,寒能滞,难免有伤及脾胃阴阳之嫌,故加入甘味扶中之药可防其弊。

5.辨病辨证，融合他法

辛开苦降法是按照中药性味配伍理论经过历代实践所形成的一种独特治法，其应用十分广泛。就功能性消化不良而言，临床表现也多样，董老提出必须辨病辨证相结合，故在辨病辨证的基础上须配合他法，增益理气、化痰、利湿、化瘀、通络、消导、补益等治法，以增强疗效。如对于胃痞而言，不离"通"字之法，在使用苦辛法调理气机的同时，要抓主要症状，辨病性。总之，董老善于辨证与辨病相结合，权衡主次，把握动态，遣方用药既有原则性又有灵活性。

参考文献：

郭增元,牛兴东,2011.牛兴东治疗胃脘痛的经验[J].内蒙古中医药,(13):1-2.

王玉芳,2007.关思友主任医师辨治胃痛经验[J].陕西中医,28(1):89-90.

许惠晴,李宗庭,2009.张继泽治疗胃脘痛的临床经验[J].辽宁中医杂志,36(7):1072-1073.

张春兰,路广晁,2011.路广晁教授治疗胃痛的经验总结[J].山东医药,51(19):115-116.

张继跃,刘成全,2012.柴胡疏肝散加减治疗肝气犯胃型胃脘痛疗效观察[J].现代中西医结合杂志,21(26):2923.

张运希,师家兰,2010.师家兰老中医辨证治疗胃脘痛[J].光明中医,15(11):1971-1972.

周仲瑛,2003.中医内科学[M].北京:中国中医药出版社.

第二章

临证经验及体会

第一节　董湘玉中医情志病临证经验

中医情志病是指以精神意识、思维活动、情感异常为主的一类疾病,类似于西医心理障碍、神经症、精神疾病、心身疾病等。董老在临床运用药物治疗情志病时,十分喜欢使用经方,善于用经方治疗情志病,这是董老临证最为明显的特点。

中医治疗情志病有着独特的优势,特别是为"经方之祖"的《伤寒杂病论》中诸多方证同条寓繁于简而又行之有效的医理,尤其适用于情志病的治疗,而且其中本就有诸如"百合病""狐惑病""奔豚病"的情志病验治理论。董老临证时有意识地灵活使用《伤寒杂病论》的经方和方法,对情志病进行药物治疗,疗效显著。

通过反复临证再结合《伤寒杂病论》的研读,董老逐步摸索出一套言简意赅而又简单有效的治疗体系,即运用经方治疗情志病的方法。她认为情志病的治疗,应该在四诊合参的基础上确立辨证的思路,并总结出治疗情志病的两个辨证大纲:一是方证相应用经方,二是病机相从用经方。

一、辨证大纲

1. 方证相应用经方

所谓"方证相应用经方",是董老多年专注于治疗中医情志病的过程中,发现的在许多情志病治疗过程中选方择法时可以适用张仲景提出来的"方证同条"的模式。正如《伤寒论》所说的"病皆与方相应者,乃服之",即只要情志病的主要症状与经方的适应证相符就可以适用该首经方。在《伤寒论》中就有"桂枝证":"太阳中风,阳浮而阴弱。阳浮者,热自发;阴弱者,汗自出。啬啬恶寒,淅淅恶风,翕翕发热,鼻鸣干呕者,桂枝汤主之。"但同时又说:"太阳病,下之后,其气上冲者,可与桂枝汤,方用前法;若不上冲者,不得与之。"如经文所言,桂枝证不单仅用于太阳中风,也可以用于奔豚治疗,而当由情志病因出现奔豚症状时,以"有是证,用是方"原则,选用桂枝汤效果尤佳。抓住情志病的证,就能用经方治今病,也许病名不一样,也许病因不清楚,只要抓住证,就会有好的疗效。

2.病机相从用经方

所谓"病机相从用经方",是董老认为有时使用经方来治疗情志病,往往要辨识疾病的病机,辨识清楚后,再根据经方的药物组成原理来用经方疗效颇佳。如小柴胡汤,虽然患者症状上没有"往来寒热,胸胁苦满",但若是有肝郁脾虚、寒热虚实错杂的病机,根据小柴胡汤组方机理来看,柴胡、黄芩两味药是肝胆药(寒药),而人参、半夏、大枣、甘草是健脾药(温药),就可以用小柴胡汤来治疗。

二、经方的具体用法

1.原方直接使用

在情志病治疗时,常因"有是证,用是方"而用原方。如小柴胡汤证、半夏厚朴汤证等。

2.原方化裁方

往往是后世医家对经方的化裁应用,也是后世经验方,如在四逆散基础上化裁的柴胡疏肝散、血府逐瘀汤,在小半夏加茯苓汤基础上化裁的温胆汤。

3.经方合用

实际在《伤寒杂病论》中,常常看到"有是证,用是方",有二证用两个方,如前面所说:柴胡桂枝汤——柴胡汤＋桂枝汤,桂枝新加汤——桂枝汤＋人参汤,等等。董老在治疗情志病方面,常常合用经方,如:小柴胡汤合半夏厚朴汤用于治疗情志病中的小柴胡汤证兼气滞痰阻证;小柴胡汤合芍药甘草汤用于治疗情志病中小柴胡汤证兼强化柔肝等。

4.经方与时方合用

董老常用甘麦大枣汤合玉屏风散治疗情志病中以"自汗、盗汗"为主之证;当归芍药散合痛泻要方用于治疗情志病中以"情志不舒,腹痛"为主之证。

5.注重病人体质

董老常说,经方治病,着眼点是人,而不是病。所以《伤寒杂病论》中,经常使用

"其人……""酒客""湿家""失精家""尊荣人""淋家"等,说的是"病的人"的体质,而不是人的病。如:黄芪桂枝五物汤在《金匮要略》中用于治疗"尊荣人"的血痹证。此处"尊荣人",即养尊处优的人,他们是外强中干的体质,如果感受了风寒,就会气血凝滞,而造成血痹证。如果病人苔黄腻,董老就不用桂枝,"若酒客病,不可与桂枝汤,得汤则呕,以酒客不喜甘故也"。平素嗜酒的人,湿热内盛,用桂枝或桂枝汤,甘味能增湿,湿热更重,所以可致使胃气上逆而产生呕吐,因此,不只是嗜酒的人,凡是湿热重体质的人,不用桂枝或甘药。

三、诊疗特点

(一)诊病尤重大便与睡眠

问诊是中医四诊之一,是辨证论治的基本方法之一,临床诊病常以问诊为始。董老通过问诊先擒主诉,以主诉为核心问其发病起因、症候特点、病患部位、病情程度、发病时间等。她说情志病的起因虽然各种各样,但先贤已归纳有三因:外因、内因、不内外因;表现虽纷繁复杂,但表、里、寒、热、虚、实、阴、阳"八纲"已然概括。程国彭《医学心悟》云:"凡病之来,不过内伤、外感,与不内外伤,三者而已。内伤者,气病、血病、伤食,以及喜、怒、忧、思、悲、恐、惊是也。……至于变症百端,不过寒、热、虚、实、表、里、阴、阳八字尽之,则变而不变矣。"董老认为,对于情志病而言,七情所致气机不调是主要的病因。七情内伤致病,最易影响脾胃气机升降功能,导致饮食的改变。肝气郁结,横逆犯脾土,脾胃运化失司,升降失常,或气机停滞,湿聚为痰,痰湿内蕴,气机阻滞,或气血亏虚,失于濡养,而变生诸病。所以董老在问诊时特别注意问饮食情况,如食欲的好坏、食量的大小、口渴与饮水、口味的厚寡等,以了解脾胃的气机运化升降功能,从而掌握气机不调的程度。

董老认为,情志病的气机不疏与肝气不舒关系紧密,因肝与胆相连,主升、主动,性喜条达,藏血而主疏泄。肝脏的疏泄功能和气机的运动相关,其功能正常有助于脾胃的正常升降,脾阳得之而能升发,胃气得之方能和降,清升浊降,大便有常。《血证论》云:"木之性主于疏泄,食气入胃,全赖肝木之气以疏泄之,而水谷乃化。"如肝失疏泄,气机升降失常,则"诸气怫郁,则气壅大肠,而大便乃结"(《症因脉治》)。因忧思郁怒,情志不舒,可致肝失条达,疏泄无权,横逆犯脾克胃,导致脾胃升降失常,肠腑失于宣畅而致大便性状发生改变,或溏或泻或秘结或不爽,都能反映气机调畅情况。通过询问大便情况可掌握疾病的性质,如大便性状、频率、颜色可反映脾、胃、肠气机运转情况,而脾、胃、肠气机畅顺与否,对于情志病的转归和预后都有着至关重要的作用,对于病情的判断尤为重要。

董老问诊,也十分重视询问睡眠情况。因为睡眠与人体卫气的循行、阴阳的气机变化和盛衰有十分密切的关系。如《灵枢·口问》中就有记载:"阳气尽,阴气盛,则目瞑;阴气尽而阳气盛,则寤矣。"也就是说,在正常的生理状况下,卫气白天行于阳经,阳气充盛则觉醒;卫气夜行于阴经,阴气充盛则入睡。若因病导致机体阴阳失调,阳不入阴则产生失眠;阳不出表,则产生嗜睡。睡眠就是阴阳之气潜藏出入的过程,所以机体阴阳的出入和阴阳的盛衰变化是产生失眠的病理机制。阴阳失调,必然影响心神,神志不安则失眠,情志病多半都会有睡眠障碍和睡眠不调。所以董老临证时极其重视对患者睡眠情况的询问。

(二)辨证论治重气机

董老认为情志活动与气机的关系是最为密切的,气机运行正常,人体生理活动才能正常进行。气的升降出入通畅则人的情志活动正常。反之,若脏腑功能失调,气机不畅,清气不升,浊气不降,则情志活动出现异常,出现嬉笑不止、思虑不解、悲伤哭泣、恐惧不安等;情志异常刺激可以扰乱相应脏腑正常的气机运行,出现脏腑功能失调,如气喘、泄泻、郁闷、腹胀等。情志异常通过对气机的影响进而影响血的运行,如气行则血行,气滞则血瘀,气虚则血虚,气逆则血逆。所以董老认为情志病以"气机调畅"为重。在辨证中处处以气机为核心,来调和脏腑阴阳的平衡,达到阴平阳秘、脏腑气血功能和谐的目的。

董老根据中医理论文献结合自己的认识,将情志活动的异常对脏腑气机的影响列表比较,见表1-3。

(三)善用疏理气机、滋阴、活血化瘀、调和阴阳法

1. 疏理气机法

如前文所述,董老认为情志活动与气机的关系是最为密切的。情志异常通过对气机的影响进而影响血的运行,故气行则血行,气滞则血瘀,气虚则血虚,气逆则血逆。所以董老认为情志病以气机调畅为重,在辨证中处处以气机为核心,运用经方时,善于使用疏理气机法。在此,将董老的疏理气机法分为疏肝理气法、辛开苦

降法、平奔豚法 3 个方面阐述。

（1）疏肝理气法。以四逆散、小柴胡汤为代表。四逆散用于治疗少阴阳郁，即阳气郁阻于内，不能外达四末，出现了四肢冷的症状，用四逆散来舒畅气机，通达郁阳。张景岳在四逆散的基础上加了香附、川芎、陈皮，称为柴胡疏肝散。王清任在四逆散的基础上加味成了著名的血府逐瘀汤。四逆散的治法特点在于它能舒畅气机、通达郁阳，同时还有疏肝理气的功能，所以董老常用于治疗情志病中的肝郁气滞证。小柴胡汤具有疏泄肝胆、和解少阳的作用，往往用于治疗病机为肝郁脾虚、寒热虚实错杂、升降失常的神志疾病。小柴胡汤之所以用得广泛，董老认为其一是因为小柴胡汤"和解枢机"，起到中轴的作用，调节上下内外，枢机利则全身调和；其二是因为小柴胡汤是寒温并用、攻补兼施、升降协调的方剂，临床上单纯的表证、里证、寒证、热证、虚证、实证是不多的，往往都错杂出现，所以此方在临床非常实用；其三是因为张仲景认为小柴胡汤"但见一证便是，不必悉具"。所以，董老认为在临证时只要主要方证见到一证便可用（如往来寒热、心下苦满），或者病机属于肝郁脾虚证都可以用小柴胡汤治疗。

（2）辛开苦降法。辛开苦降法是利用药物的性、味来调整气机的病变。辛味药具有发散（向上）、行气的作用，苦味药具有降泄、通下的功效，辛苦药味的组合，一升一降，共同完成气机疏通、宣发及排泄、降浊的全过程，共同调整气的运行。董老运用此法治疗情志病的代表方是半夏泻心汤。董老认为半夏泻心汤在情志病运用中，凡是气机不畅、寒热错杂、虚实并见的证候就可用。

（3）平奔豚法。平奔豚法是用于治疗奔豚病的。奔：奔走，奔跑之意；豚：指小猪。奔豚即指奔跑的小猪。奔豚病是指患者自觉有水气从小腹上冲胸咽，如奔跑的小猪，患者会感觉非常痛苦，甚至有濒死的恐怖感，但随后上冲之气渐渐平复，恢复常态，故以此称为奔豚病。它是典型的情志病。因为奔豚病也是表现为气机逆乱，所以放在调畅气机法中体现。张仲景认为奔豚的病因：一是惊恐伤阳气，或心肾阳气本虚，下焦寒气循冲脉上逆，发生奔豚；二是由于情志不遂，肝气循冲脉上逆，发生奔豚。所以治法亦各异，代表方有桂枝加桂汤、奔豚汤。

桂枝加桂汤可治疗因心肾阳虚，致使寒气从小腹上冲，上凌心阳的奔豚证。桂枝汤是调和阴阳的，再加重桂枝量，一是温助阳气的作用更强，二是桂枝具有平冲降逆的作用。

奔豚汤是张仲景专门治疗肝郁奔豚的方子，是治疗因情志不遂，致使肝气循冲脉上逆的奔豚病。奔豚汤可以养血平肝，和胃降逆。董老往往将其用于西医的腹型癫痫、躁狂型精神分裂症、神经症、癔症等。

2. 滋阴法

人体阴虚，虚阳上亢，气机逆乱，扰及心神，就会出现神志症状。董老强调滋阴法或者滋阴清热，是治疗情志病的一个重要方法。滋阴法则用于阴虚证的，而滋阴清热法则用于阴虚热象明显的证候。

（1）滋阴法。董老常用的滋阴方剂是百合汤，百合汤及类方是治疗百合病的方剂。百合病是《金匮要略》中专篇专论的一种情志病。百合病病机：多为热病之后，余热未尽，或由于情志不遂，郁而化火，致心肺阴虚，心神失养所致。百合病的情志症状有：想吃吃不下，想睡睡不稳，想走走不动，身上似乎怕冷，但又不冷，似乎热，但又不发烧，经常默默无语等，这些症状好像有神灵作祟一样。《伤寒杂病论》中治疗百合病的方剂有7个，其代表方是百合地黄汤。在临床上董老运用方证相应原理治疗百合病及其他情志病。

董老常用的滋阴方剂还有甘麦大枣汤，它是《金匮要略》中治疗脏躁的方剂。这里的"脏躁"其实完全是一种情志症状，主要症状就是心烦悲伤想哭。对于脏躁的病机，张仲景在《金匮要略》原文中并未提及，后世以方测证探讨较多，主要认为是心脾两虚，阴血不足，肝郁化火。董老选甘麦大枣汤取其"补益心脾，养血安神"之意，多用该方治疗属于心脾两虚、心神失养的失眠症、更年期综合征、儿童抽动症、精神分裂症等，具体运用时常用小柴胡汤加甘麦大枣汤合方使用。

（2）滋阴清热法。董老常用的代表经方是黄连阿胶汤，其是用于治疗心肾阴虚、心肾不交、虚热内扰为主要病机的少阴热化证的方剂。黄连阿胶汤的治法是滋阴清热、交通心肾，董老在临床常常用于治疗阴虚虚热的失眠症，或与酸枣仁汤合用，或与百合地黄汤合用。董老提醒方中需要注意的是：此方中黄连量不能太小，鸡子黄必须在药温时放进去搅散，不能冲成蛋花；用此方时，不但要有阴虚症状，还要有火旺症状，其舌象以杨梅舌为标志。

滋阴清热法的常用方剂中，董老也常常选用酸枣仁汤。酸枣仁汤是《金匮要略》中治疗虚劳失眠证的主方。虚劳失眠证的情志症状表现为虚烦不得眠，是因肝阴不足、虚热内生、上扰心神所致。酸枣仁汤能够起到益肝养血、养心安神的作用。董老常用于治疗属于心肝血虚、虚热内扰的心烦失眠、惊悸、焦虑症、抑郁症等。

3.活血化瘀法

活血化瘀法以桃核承气汤为代表。桃核承气汤是治疗太阳蓄血证的方。太阳蓄血证的神志症状表现为其人如狂;其病机为邪气入腑化热,热和血互结于下焦,血分浊热上扰心神所致。桃核承气汤可泄热行瘀,后世桃核承气汤常用于热与血结的狂证(精神分裂症)。临床上董老每遇狂证,符合阳明腑热伴神志异常的常选择使用桃核承气汤,也曾用此方治女性周期性狂躁型精神分裂症,并取得很好的效果。

4.调和阴阳法

情志病常常有阴阳俱虚、阴阳失调的情况,甚至出现心神不定、惊悸不宁、癫狂谵语的极端情况。所以,运用温阳、滋补阴阳等方法调和阴阳,是董老常常运用的方法。

(1)温阳法。温阳法中董老喜用四逆汤。四逆汤是少阴寒化证的主方,主治阳衰阴盛证。临床有不少表现为肾阳虚、阴寒盛的神志疾病,董老往往用四逆汤加减治疗。四逆汤以温阳为主,较干姜附子汤回阳作用弱,只因其多了一味甘草,是取甘草能缓的意思,常用于阳衰的慢性情志病。情志病往往持续时间较长,不宜太峻猛,用四逆汤较合适,特别是一些久治不愈的失眠,董老往往从阳气入手,从瘀血入手,能收到意想不到的效果。

(2)滋补阴阳法。有些情志病病人,表现为阴阳两虚,比如心阴阳两虚的失眠等,就要用滋补阴阳的治法。董老常选的代表方为炙甘草汤,其是治疗"脉结代,心动悸"阴阳气血两虚、心失所养的方剂。后世将炙甘草汤作为治疗心悸的主方,凡情志病中气血阴阳俱虚之心动悸、脉结代,皆可用之。董老常用它治疗阴血亏虚、气血不足引起的情志病。

四、用药特点

1.药证相应,依法化裁

董老用药有着明显的特点,即始终坚守并推崇张仲景的"药证相应,依法化裁"。如同方证相应一样,董老特别注意药证相应。药证相应这里是指经方中药物的主治。研读《伤寒杂病论》的过程中,董老逐渐发现,经方中的每一味药,常常都有它的位置和它的主治。认识了药物主治,才会知道方剂的加减。

甘草:甘草起到甘缓的作用,大黄配上甘草,则加强清热、弱化泻下的作用,让大黄的清热作用在体内持续存在,如果去掉甘草则大黄有较强的泻下作用,但清热作用不能持久。干姜附子汤和四逆汤的区别是四逆汤多了一味甘草,因甘草能缓,所以干姜附子汤是回阳,而四逆汤是温阳。所以急于回阳用干姜附子汤;情志病中的慢性病,或急救之后,应该选用四逆汤。同样,芍药甘草汤,单独大量使用芍药后,因其阴柔而易致腹泻,但加甘草就可以克制白芍的过于阴柔而发泄泻的不良反应。

芍药:在桂枝去芍药汤中。董老说桂枝汤可以调和营卫,但它用于胸阳不振时,则要去掉芍药,因为芍药敛阴,有碍温通阳气。炙甘草汤治疗心阴阳两虚,也是桂枝汤的加减方,很多情志病虽然也阴阳两虚,但总偏心阳不振。

从上面两味药物的分析可知,董老十分注重药物在一首经方中的位置和主治,根据证的不同,精心择药,进行配伍。由于经方用药精当,常以药反映方的无穷含义,故而董老也将这种药证相应的理念在治疗情志病的临证中发扬。

依法化裁,这里讲的"法",是指处方时依据每首经方所含的法,就是经方法则进行化裁。董老十分推崇清代温病学家叶天士治方的化裁法。叶天士的学术成就也源于《伤寒杂病论》,称其为"仲景圣法",他用经方的频率很高,并且因证化裁,他化裁的办法就是找到每一经方所寓的法。如,情志病常用的黄连阿胶汤,往往用于心肾阴虚、心火亢盛的情志病,是《伤寒论》中治疗少阴病属阴虚火旺证的主方。方中含有两组药物:黄连、黄芩——苦寒(法),泄热;阿胶、白芍、鸡子黄——甘咸(法),滋补真阴。这两组药物共同组成苦泄咸滋法,苦以泄心肾之火,甘咸滋养肾阴以济心,共达水火相济之功,则神自安,邪火自熄。不难看出,通过对经方治疗疾病内含的法则的认识,有针对性地选择相应的药物亦可达到治疗的目的。也许药味不尽相同,但是法则正确,一样可以收到很好的效果。

2.善用气药

董老认为,情志致病的核心机理为气机失调,且其为最早的病理改变,气机失调常常导致脏腑功能紊乱、阴阳失衡、经络不畅等。《素问·举痛论》云:"百病生于气也,怒则气上,喜则气缓,悲则气消,恐则气下……惊则气乱……思则气结。"情志不畅,人体气的升降出入运动失衡,致使出现气滞血瘀、郁而化火、气积为痰、气血俱虚等种种变化,从而影响脏腑功能;情志的剧烈变化也可直接伤及对应的靶向脏腑,影响脏腑功能,如怒伤肝、喜伤心、思伤脾等。

所以,董老在治疗情志病时,时刻不忘调理气机,行气导滞。她认为人的五脏六腑、肌肉筋骨均以气血为纽带相互联系成为整体,如果运行顺畅、没有瘀滞,身体就能平和健康,反之则疾病丛生。基于这个观点,董老用药时,每首方子都不忘运用行气药物。如枳壳、川芎、厚朴、香附、陈皮、桃仁等,均是她喜用的气药。

3. 崇尚心身同治,倡导药物与意疗相结合

中医从来都崇尚"天人合一",整体思想一直是中医理论的精髓。中医认为人是形神合一的统一体,除了身体的物质基础之外,心神也是构成人的基础之一。人的脏腑功能状态与心神状态密切相连,心神所表现出来的情志与特定的脏腑相关,不同脏腑的气是喜、怒、忧、思、悲、恐、惊七情的物质基础,五脏气机发生虚实盛衰的变化时,会明显影响情志活动;反过来,情绪的过度波动也可以使得脏腑机体气机发生相应的变化。所以,在临证时,历代医家均重视中医心理学的方法"治心"与使用针灸、汤剂治疗疾病的"治身"同时使用。董老正是这种观点的践行者。她不主张只求针药治疗的躯体效果,也不主张追求单纯心理疗法的心理疗效,而是立足于"形神合一""心身同治",将中医药物治疗和中医意疗相结合。除了前文所说的经方治疗情志病的药物治疗经验外,董老也总结了一套意疗的方法,用来治疗"心病"。

意疗即中医心理治疗的传统称法,它是通过调理心神,改变意志,纠正行为,让患者恢复正常的心理行为和心身状态的方法。这种方法不用药物、针灸、手术等治疗手段,而是借助语言、行为以及特意安排的场景来影响患者的心理活动,唤起患者防治疾病的积极因素,促进或调整机体的功能活动,从而达到治疗或康复的目的。董老常用的意疗方法经过总结,包括:顺情从志法、说理开导法、情志相胜法、移精变气法、占梦术、摄心术。下面逐一进行说明。

(1)顺情从志法:是指顺从病人被压抑的情绪、意志,满足病人心身需要,使其心情舒畅而治愈疾病,它是我国古代医家历来强调的心理疗法之一。如《素问·阴阳应象大论》中云:"从欲快志于虚无之守。"

(2)说理开导法:是指医生以语言为主要手段与患者交谈,使之明了与疾病有关的道理,以及自己能做的努力,主动消除心理障碍的一种心理治疗方法。

(3)情志相胜法:即利用中医七情相生相克的理论,有意识地运用一种或多种情志刺激,以制约、消除患者的病态情志,从而治疗由情志所引起的某些心身疾病。

(4)移精变气法:是运用各种方法转移和分散病人精神意念活动的指向,以缓

解和消除由情志因素所引起的疾病的一种心理疗法。

（5）占梦术：中医释梦的方法，根据历代医家的经验，可以归纳为阴阳五行类推法、脏腑辨证纳梦法、怪梦归痰（瘀）法、求本还原法、辨析翻译法等。通常中医的占梦往往与辨证用药分不开，常常结合使用。

（6）摄心术：古代又称"催魂大法"，即控制人的心理、行为、意志的技巧。"祝由"就是最古老的摄心术，与西方现代心理学的暗示术、催眠术很相似。

当然，中医提倡的是整体观念，常常需要将药物治疗及非药物治疗结合起来，意疗是非药物治疗的代表，还有其他中医放松治疗方法，如养生功、音乐疗法、针灸放松疗法等，在此就不一一赘述了。

第二节　董湘玉诊治不寐证临证经验

董老认为睡眠与人体卫气的循行和阴阳的盛衰有十分密切的关系。如《灵枢·口问》中就有记载："阳气尽，阴气盛，则目瞑；阴气尽而阳气盛，则寤矣。"也就是说，在正常的生理状况下，卫气白天行于阳经，阳气充盛则觉醒；卫气夜行于阴经，阴气充盛则入睡。若因病导致机体阴阳失调，阳不入阴则产生失眠，阳不出表则产生嗜睡。睡眠就是阴阳之气潜藏出入的过程，所以机体阴阳的转输和阴阳的盛衰变化是产生失眠的病理机制。阴阳失调，必然影响心神，神志不安则失眠。故失眠和嗜睡是阴阳失衡睡眠障碍的重要表现，而临床又以失眠较为多见。失眠又称"不寐""不得眠""不得卧""目不瞑"，是指以经常不能获得正常睡眠为特征的一种疾病。临床上以不易入睡，睡后易醒，醒后不能再睡，时睡时醒，或彻夜不眠为其证候特点，并常伴有多梦，是阳盛阴虚、阳不入阴、神不守舍、心神不安的病理表现。

西医认为失眠是一种以失眠为主的对睡眠质量不满意的状况，其他症状均继发于失眠,包括难以入睡、睡眠不深、易醒、多梦、早醒、醒后不易再睡、疲乏或白天困倦,而董老认为失眠常常是心身疾病诸多症状中的一种。国内也有研究结果表明失眠患者的焦虑、抑郁水平明显高于正常人。若是他病兼见失眠者,应先解决根本的病因或疾病再调整失眠。若以失眠为主要症状,则可根据患者的病机进行区别对待加以治疗,使睡眠状况得以改善。董老针对不同失眠类型的病人运用经方分而治之,充分发挥辨证论治的优势,同病异治,灵活加减。

一、证型分类

(一)火热证致失眠

1. 痰火证

中焦脾胃功能失调,脾虚湿盛,日久酿生痰湿,痰浊从热化成痰火扰心导致失眠,或热重痰轻,或痰浊重而热象不显。热重者,董老常以半夏泻心汤、温胆汤化裁,以健脾除湿清化痰热,泄热存阴,则痰热自去,心神自宁。热象不重,痰重而热轻为主要表现者,董老常选用半夏厚朴汤化裁。

2. 实热证

实热而热象炽盛,热扰心神,烦躁不得眠而致失眠。实热炽盛扰气营之间,气机痞塞于心,常令人烦热而难以入睡,在治疗方法上董老常用大黄黄连泻心汤化裁治疗。取大黄泄营分之热,黄连泄气分之热,且大黄有攻坚破结之能。心下痞塞得解,实热得下,邪去正安,夜卧自安,临床常获良效。用时注意武火烧开即止,去滓取汁,取其气,不取其味,泄热中病即止不伤正气。

若有虚热烦扰而又偏实的失眠,董老也归于实热证,常常选用栀子豉汤化裁治疗。栀子豉汤出自《伤寒论》:"阳明病,脉浮而紧,咽燥口苦,腹满而喘,发热汗出,不恶寒,反恶热,身重。若发汗则躁,心愦愦,反谵语;若加温针,必怵惕烦躁不得眠;若下之,则胃中空虚,客气动膈,心中懊侬,舌上胎者,栀子豉汤主之。""阳明病,下之,其外有热,手足温,不结胸,心中懊侬,饥不能食,但头汗出者,栀子豉汤主之。"可见该种失眠,多是虚中有实,烦热胸闷,虚烦不得眠,或见余热结于心下,痰结于膈中。取栀子苦寒泄热,色赤入心,故以为君。淡豉苦能发热,腐能胜焦,助栀子以吐虚烦,故以为臣,二药合用则去虚中实热,清胸中余邪。

3. 腑热证

该证型多见于患有精神疾病的病人,如癫证、狂证患者。常常表现为燥屎内结,数日不解大便,阳明腑实而热结于内,引起发热、烦躁、面赤、脉数等表现,身体机能失去抑制而亢进,以至于兴奋过度,难以入眠。此类失眠,宜峻下热结,取"釜底抽薪,急下存阴"之意,待泄热后再徐徐调治,失眠症状常得到明显改善。董老常使用寒下首方——大承气汤治疗本证型,常获良效。

(二)阴虚证致失眠

董老认为其病机主要是由于各种原因导致机体阴虚,阴阳之间平衡被打破,阴阳出入失常,阴虚火旺,热扰心神,出现心烦意乱、心神不宁、烦躁易怒而致失眠。常伴有不能自制的烦躁、焦虑,多见于更年期妇女及热病后期伤阴的患者。本证所致失眠临床常表现为辗转反侧不得眠,梦多而乱,口苦,咽干,目眩。伤阴症状较为明显,日久则可表现为阴损及阳,阴阳两虚。

董老常用甘麦大枣汤治疗更年期失眠。清代陈修园在《金匮要略浅注》中说:"此为妇人脏躁而出其方治也。麦者,肝之谷也,其色赤,得火色而入心;其气寒,秉水气而入肾;其味甘,具土味而归脾胃。又合之甘草、大枣之甘,妙能联上下水火之气而交会于中土也。"在辨证准确的前提下,使用养心安神、补脾和中的治法对更年期失眠效果颇佳。治疗的根本意义在于滋阴补虚,调理阴阳,使阴阳之间恢复平衡,归于常态则睡眠自然好转。除甘麦大枣汤外,董老常选用的方剂还有百合知母汤、百合地黄汤、酸枣仁汤、黄连阿胶汤、麦门冬汤,临床可根据患者阴虚严重程度、夹杂病邪情况、阴血亏虚的程度、患病的新旧程度等,灵活化裁。

(三)阳虚证致失眠

患者常常因情志所伤,劳逸失度,久病体虚,五志过极及饮食不节等引起阳气虚损而不足,当人体阳虚营卫不调,阴阳失交,阳不入阴则形成失眠。然而临床上又根据阳气虚损的脏腑不同而区别对待,如心阳虚失眠、脾阳虚失眠、肾阳虚失眠等。总的治疗原则以调理营卫阴阳为主。

1. 心阳虚失眠

董老喜用桂枝加龙骨牡蛎汤化裁。方中桂枝、甘草、龙骨、牡蛎补心阳以镇敛神气,芍药敛心阴,桂枝、芍药等量配伍,一散一收,体现营卫同治;加入法夏化痰和胃燥湿,交通阴阳。诸药合用,共奏调和营卫、调整阴阳之功。

2. 脾阳虚失眠

董老喜用补中益气汤化裁。方中黄芪益气,配党参、白术健脾益气,陈皮理气,当归补血,升麻、柴胡升阳举陷,再根据患者体质状况随症加减,使升阳举陷,升清降浊,脾胃调和,水谷精气生化有源,阴阳平衡,神志安宁,失眠自愈。

3. 肾阳虚失眠

董老认为阳气虚弱不固则卫气失常,是导致失眠的主要病机。肾属水,心属火,水升火降相互气化,营卫和调则夜能安寐也。肾阳虚不能气化,则心阳亦虚;卫气属于阳,阳虚,卫气亦虚,卫阳虚不得入于营阴,故夜不成寐也。董老常以附子干姜汤、金匮肾气汤、附子汤温肾壮阳,阳盛则可入阴,不寐可除。

(四)虚劳证失眠

病人或为情志所伤,或因劳逸失度,或久病体虚,五志过极,饮食不节等终致气血阴阳俱虚,虚劳者气血不养心神,阴阳俱虚而虚热虚寒纷现,扰乱营卫功能而致不寐。董老治疗虚劳失眠的经验:一切虚劳所致失眠均可以酸枣仁汤为基础进行化裁。方中酸枣仁养血补肝,宁心安神;茯苓安神;知母滋阴清热除烦;川芎调畅气机兼以活血、疏达肝气;当归、黄芪补气活血养血;甘草和中缓急,调和诸药。全方共奏调补阴阳、安神宁心的功效,切中虚劳失眠之病机,故董老认为该方是治疗虚劳失眠的基础方剂,临床再根据病人的具体不同,随症加减则可获良效。

二、典型医案

1. 实热证

患者,男,40 岁,2013 年 12 月 5 日首诊,因失眠 6 年,入睡难,每天睡 3~4 h,易醒,情绪差,心胸烦闷,纳便可,口干苦,舌黯,苔薄根黄腻,脉弦。诊断为邪热郁扰胸膈证,初予以小柴胡汤和柴胡疏肝散加减:柴胡 10 g,枳壳 12 g,白芍 12 g,甘草 6 g,川芎 10 g,香附 10 g,半夏 10 g,生姜 2 片,茯苓 15 g,厚朴 12 g,黄芩 10 g,太子参 12 g,炒枣仁 20 g。服用 6 剂后,患者入睡难较前有缓解,易醒、情绪差、头晕,纳便可,口干苦,舌黯红,苔薄根黄腻,脉弦。考虑其邪热郁扰胸膈证明显,加用栀子豉汤化裁:柴胡 10 g,枳壳 12 g,白芍 12 g,甘草 6 g,川芎 10 g,香附 10 g,半夏

10 g,生姜2片,茯苓15 g,太子参12 g,炒枣仁20 g,栀子10 g,豆豉10 g,麦冬15 g。7剂后,患者症状明显改善,继原方调整7剂,一改6年来不能入睡的痛苦,虽然仍未完全正常,但已能入睡,每天达到4 h以上,较前大为改善,睡眠中惊醒次数较前减少。

按 该患者因情志不畅,气郁不舒化火,邪热内生,热扰胸膈,故除见顽固失眠症状外,还有心胸烦闷,卧起不安之邪热扰胸膈的典型表现,治则当清宣郁热,董老选用栀子豉汤立竿见影。董老说,张仲景清宣郁火,不用黄连、黄芩,而用栀子,虽然黄连、黄芩、栀子均苦寒,都能清热泻火,但栀子体轻上浮,具有宣散的特性,黄连、黄芩苦寒,专于泻火下行,不利郁热的宣泄。用此方治疗失眠,关键方证相应要有:心胸烦闷,卧起不安。

2. 腑热证

患者,女,29岁,研究生,2011年11月18日初诊。病史由其姐姐代诉:精神失常2个月。患者于4个月前因失恋致精神抑郁,后出现彻夜不眠,烦躁不安,自言自语,言语混乱,大便干结如羊屎状。体格检查:肌肤甲错,面色晦暗,双目直视,失神无光,烦躁不安,大便干燥结块,小便正常,闭经,舌质紫暗有瘀斑,少苔,脉涩。董老诊断为癫狂兼腑热失眠,辨证为痰火扰神,胞宫瘀阻。治法:逐瘀通经,泻火祛痰。予大承气汤化裁:大黄10 g,芒硝(冲服)6 g,桂枝6 g,桃仁15 g,红花10 g,川芎15 g,柴胡10 g,白芍10 g,甘草6 g,香附10 g,陈皮6 g,半夏12 g,枳实10 g,茯苓10 g,郁金10 g。服7剂后,患者烦躁锐减,睡眠明显改善,每天睡眠4 h以上,大便通利,月经来潮,改桃仁为10 g,大黄为6 g,又服14剂。复诊时患者精神如常,失眠绝迹。随访半年无复发。

按 该患者因情志不遂,郁而化火,火热灼津,津液不足,肠失濡润而致大便干结,腹气不通,浊气上犯更加重精神症状。董老认为此类失眠宜峻下热结,取"釜底抽薪,急下存阴"之意,可以有效地荡涤人体脏腑中各种病变所产生的痰、瘀、毒、热等有形或无形有害物质,通过二便排出体外,以达到气机通畅,阳气恢复,阴阳相济,"阴平阳秘,精神乃治"的目的。待泄热后再徐徐调治,失眠症状常得到明显改善。

3. 痰火证

患者,男,43岁,初诊为2013年9月20日。失眠3个月,症见眠差,难以入睡,头身困重,心烦口苦,恶心,不欲饮食,时有头晕,记忆力减退,舌苔厚腻,脉滑数。3

个月前暴饮暴食后自觉胃中不适,嗳腐吞酸伴恶心欲吐,未引起重视,未做处置,渐觉失眠,且逐渐加重,故求治董老。董老分析其为宿食停滞,积湿生痰,因痰生热,痰热上扰则心烦不寐,痰浊蒙闭清阳,故头重头晕;痰食阻滞,胃失和降,则恶心欲吐。辨为痰火证失眠,治以清热化痰,调中安神。方用温胆汤加减:半夏10 g,茯苓12 g,陈皮10 g,枳实10 g,黄连6 g,栀子10 g,焦三仙(焦山楂、焦麦芽、焦神曲)30 g,珍珠母20 g,竹茹15 g,石菖蒲10 g。7剂,水煎分2次服。复诊,睡眠明显好转,换珍珠母为远志10 g,再服7剂,痊愈。

按 全方温润并用,清热而致寒,化痰而不伤阴,董老在临床上遇到很多因痰热内扰而致的烦乱不眠、惊悸、癫痫等,均用本方随症加减。董老根据异病同治原则,常用此方加减治疗痰热上扰所致的痰火证失眠,多获良效。

第三节　董湘玉诊治更年期综合征临证经验

董老对于情志病中绝经期妇女常见的更年期综合征,坚持遵循"方证相应""病机相从"的原则,善用经方治疗,常收到良好效果。

董老认为,和其他常见情志病一样,西医病名的更年期综合征是一个综合症候群,往往有寒热错杂、虚实交替失衡的特点,与中医"郁证""不寐""脏躁"等的临床表现类似,既有肾气的不足,又有心肝相火的逆乱。究其根本乃是肾气渐衰,气机运动失衡。如《黄帝内经》中说:"女子……七七任脉虚,太冲脉衰少,天癸竭,地道不通,故形坏而无子。"肾气渐衰,天癸将竭,肾中精气亏少,经脉失于温养而阴阳气机不平衡,出现肾气不足,表现为乏力,畏寒怕冷,腰膝酸软。而水不涵木则肝阳上亢,心肾不交则心肝火旺,出现烦躁易怒,焦虑抑郁,时时烘热汗出等;当心火扰乱心神,则心烦失眠多梦。

在此病理基础上,董老运用"有是证用是方"的原则,打破疾病病名的限制,只要能符合某首经方主证的病机,方证合一运用于临床,疗效不凡。董老临床选择经方治疗更年期综合征的经验:更年期综合征的病人当出现烦躁,往来寒热,潮热汗出的主要症状时,以《伤寒论》"伤寒五六日,中风,往来寒热,胸胁苦满,默默不欲饮食……小柴胡汤主之"所述,予以小柴胡汤;出现烦躁、发热、汗出多、恶风的主要症状,以《伤寒论》"太阳病,头痛发热,汗出恶风者,桂枝汤主之"所述,可选用桂枝汤治疗;若以烦躁、失眠、舌红、苔少为主要症状,可参照《伤寒论》"少阴病,得之二三日以上,心中烦,不得卧,黄连阿胶汤主之";当出现焦虑、烦躁、很想哭泣(脏躁)等主要症状时,可参照《金匮要略》"妇人脏躁,喜悲伤欲哭,象如神灵所作,数欠伸,甘麦大枣汤主之";如心肝血虚,以失眠为主要症状,可参照《金匮要略》"虚劳虚烦不得眠,酸枣汤主之";如果出现心烦,坐也不是,站也不是,睡又睡不着,吃又吃不下,似热无热,似寒无寒的症状时,选用《金匮要略》"意欲食,复不能食,常默默;欲卧不能卧,欲行不能行,饮食或有美时,或有不用闻食臭时,如寒无寒,如热无热,口苦,小便赤"中所用的百合地黄汤、百合知母汤;如果出现失眠、心胸烦闷不适的主要症状,可参照《伤寒论》"发汗吐下后,虚烦不得眠,若剧者,必反复颠倒,心中懊忱,栀子豉汤主之"。

验案举例 患者,女,50 岁,初诊。主诉:月经紊乱 8 个月。患者诉月经紊乱 8 个月,经量大小不定,近 2 个月来心神不宁,烦躁易激动,往来寒热,潮热汗出,嗳气叹息,纳食欠佳;大便干,便次少;舌黯红,脉弦。中医诊断:郁证——阴虚火旺证。予以小柴胡汤加减。取烦躁易激动、往来寒热、潮热汗出的主要症状符合小柴胡汤使用特点。组方:柴胡 12 g,法夏 9 g,党参 10 g,枳壳 10 g,黄芩 9 g,生姜 3 片,大枣 10 g,陈皮 10 g,当归 10 g,赤芍 10 g,知母 10 g,旱莲草 10 g,女贞子 10 g,甘草 6 g。7 剂,每天 1 剂,水煎服。二诊:患者诉烦躁、失眠等有所好转,效不更方,原方继服 7 剂,症状基本消失。

如此,以经方为纲,"方证相应""病机相从",既能迅速掌握辨证要点,也能选择好适用的方剂,再结合临床的兼证辨证论治,以法御方,就能很好地治疗该类疾病。

第四节 董湘玉诊治郁证临证经验

中医的郁证多是由于情志不舒、气机郁滞所致,以心情抑郁、情绪不宁、胸部满闷、胸胁胀痛、焦虑、心悸等为主要临床表现的一类病证。根据郁证的临床表现及其以情志内伤为致病原因的特点,与现代医学的神经衰弱、癔症及焦虑症等较为相似。

董老认为情志活动与气机的关系是最为密切的,气机运动正常,人体生理活动才能正常进行;气的升降出入通畅则人的情志活动正常。反之,若脏腑功能失调,气机不畅,清气不升,浊气不降,则情志活动出现异常,出现忧思气结、悲伤抽泣、惊恐不适等;情志异常通过对气机的影响进而影响血的运行,故气行则血行,气滞则血瘀,气虚则血虚,气逆则血逆,可以出现各种气血逆乱的情况,尤其以郁证为多见。所以董老认为情志病以气机调畅为重,在辨证中处处以气机为核心,来调和脏腑阴阳的平衡,达到阴平阳秘、脏腑气血功能和谐的目的。通过调整气机,从疏肝治疗郁证也是董老临证的一大特色。

经方中有著名的小柴胡汤证,以小柴胡汤组方方义为特点,后世化裁出了很多特色的小柴胡汤系列方剂,其中柴胡疏肝散是董老常常喜欢在郁证中使用的方剂。柴胡疏肝散出自《医学统旨》,录自《证治准绳》,主治肝气郁滞证,临床应用以胁肋胀痛、脉弦为辨证要点,可见胁肋疼痛、胸闷善太息、情志抑郁或易怒、嗳气、脘腹胀满、脉弦等临床表现。

所以以疏肝解郁为核心治疗方法,气机郁滞者使之通达,如有气滞,疏肝气解郁滞;如果病久血虚郁滞,就可以养血行气;有痰郁,行气豁痰;如有血瘀,活血化瘀、行气导滞。通过上述方法常可使肝脏功能得以调理,平衡阴阳,平衡气血,舒达气机,则郁证诸症可解,疾病得除。董老常常说,只要抓住病机,"求于本"则往往疗效颇佳。

验案举例　一诊：患者，男，39岁，诉焦虑、心慌、胆怯1⁺年。现病史：焦虑、心慌、胆怯1⁺年，曾经中药治疗后好转（具体不详），夜尿多，眠可，梦不多。中医诊断为郁证——肝郁气滞证。以疏肝理气为法调整气机。方用柴胡疏肝散加减。组方：柴胡10 g，枳壳12 g，白芍12 g，甘草6 g，川芎10 g，太子参10 g，麦冬15 g，连翘15 g，丹皮12 g，合欢皮15 g，当归12 g，半夏10 g，茯苓15 g，每天1剂，水煎至450 mL，150 mL/次，每天3次，饭前30 min温服，7剂。二诊：心慌、胆怯、焦虑均明显好转，咽痒，口干不苦，便稀，眠可，舌黯干裂，苔白腻，脉弦。效不更方，原方加减，增加当归、半夏、太子参剂量，以加强益气养血柔肝的作用，加贝母、黄芩、生姜以辛开苦降，润肺克木。方药如下：柴胡10 g，枳壳12 g，白芍12 g，甘草6 g，川芎10 g，太子参12 g，连翘15 g，合欢皮15 g，当归12 g，半夏12 g，茯苓20 g，浙贝母10 g，黄芩10 g，生姜3片，每天1剂，水煎至450 mL，150 mL/次，每天3次，饭前30 min温服，7剂。三诊：心慌、焦虑均明显好转，咽痒，痰多，眠可，舌黯苔黄腻，脉弦数。效不更方，原方加减，巩固疗效，加用竹茹加强豁痰效果。处方：柴胡10 g，枳壳12 g，甘草6 g，川芎10 g，太子参12 g，连翘15 g，合欢皮15 g，半夏12 g，茯苓20 g，浙贝母10 g，黄芩10 g，生姜3片，竹茹12 g，每天1剂，水煎至450 mL，150 mL/次，每天3次，饭前30 min温服。服药后症状消除。

本例治法以调整气机为主，也是对经方化裁的运用经验。这也阐明了董老治疗情志病以气机调畅为重，在辨证中处处以气机为核心。故治疗情志病时在运用经方或经方化裁方时，善于使用疏理气机法，常有特效。

第五节 董湘玉柴夏苓姜汤治疗气滞痰瘀型胃脘痛的经验

董老从整体观出发,认识到本病病位在胃,与肝、脾关系密切,掌握本病气滞痰瘀的病机特点,以疏肝解郁、行气化痰为法,进行辨证论治,临证辅以补中益气、活血化瘀、滋阴润燥、健胃消食等,达到恢复脾、胃、肝三者正常生理功能的目的,则胃痛自除。

董老在治疗气滞痰瘀型胃脘痛时所立经验方柴夏苓姜汤,具有理气止痛、化痰祛瘀的功效,在临床上疗效明确。

柴夏苓姜汤(柴胡、法夏、黄芩、生姜、白芍、枳实、香附、川芎、元胡、茯苓、厚朴、甘草)是在经方四逆散和半夏厚朴汤的基础上化裁而来,故先对其基础方四逆散和半夏厚朴汤进行组方分析,以考究古代医家及当代名医有关此组方药之间的配伍上的心得及经验,验证董老所立之经验方的功效。

1. 四逆散

四逆散组成:柴胡、芍药、枳实、甘草,源于张仲景的《伤寒杂病论》。《伤寒论》云:"少阴病,四逆,其人或咳,或悸,或小便不利,或腹中痛,或泄利下重。"从条文分析,四逆散不仅可治疗咳嗽、心悸、小便不利等,后世针对条文中"或腹中痛,或泄利下重"一句重点研究发展,还认为四逆散可作为和解剂,治疗肝脾不和、肝郁气滞证。尤其是针对脾胃病的治疗,其理论已单独成立。四逆散具有疏肝理气、调和脾胃的功效,临床使用广泛而有效,现常用于治疗慢性胃炎、胃溃疡、胃肠神经官能症、胰腺炎、急(慢)性肝炎、急(慢)性胆囊炎、胆石症、胆道蛔虫病等。大凡属于肝郁气滞、肝脾失调者均可运用。后世的柴胡疏肝散、逍遥散,是临床治疗多种病症常用的有效之方,尤其是在脾胃病方面应用更为广泛、有效,然此二方实由四逆散化裁而来。四逆散中的柴胡、芍药为肝药,枳实、甘草为脾胃药,故能疏肝理气、调和脾胃。

董老善用芍药配伍甘草,使之具有缓急止痛之功,以治疗胃脘疼痛。芍药、甘草相伍,又有芍药甘草汤的方义。对于芍药甘草汤,《伤寒论》认为可治伤寒伤阴、筋脉失濡、腿脚挛急、心烦、微恶寒、肝脾不和、脘腹疼痛,此为《伤寒论》中误服桂枝汤导致变证,故四逆散也可看作芍药甘草汤的衍化方。芍药、甘草相伍酸甘化阴,以生阴血,润滑宣畅道路。《本草求真》引王好古语言甘草:"味甘主中,有升降沉浮,可上可下,可外可内,有和有缓,有补有泄,居中之道尽矣。"《注解伤寒论》解读芍药甘草汤云:"芍药,白补而赤泻,白收而赤散也。酸以收之,甘以缓之。"《名医论方》言:"此足太阴、阳明药也,气血不和故腹痛,白芍酸收而苦涩,能行营气;炙甘草温散而甘缓,能和逆气;又痛为木盛克土,白芍能泻肝,甘草能缓肝和脾也。"故甘草能助芍药入于肝木脾土,条达肝脾血分郁结,宣通脏腑积聚之气,使郁滞散去,则肾中真水自会由肝经脾徐徐上达。

董老在临床上常用枳实、芍药配伍主治腹痛、腹满。枳实、芍药相伍,为《金匮要略》枳实芍药散,方治"产后腹痛,烦满不得卧""并主痈脓"。《本草衍义补遗》记载枳实苦寒,性酷而速,具有"疏通决泄、破结实之义";《名医论方》认为其"形圆臭香,胃家之宣品也,所以宣通胃络"。枳实入脾胃泄滞消积、破气,有冲墙倒壁之力,味酸又能入肝,即《本草述钩元》云:"肝木郁于地下,则不能条达而胁痛,得其破散冲走之力。"故董老认为枳实"入肝脾血分,消食泻痰,滑窍破气",再配以芍药"敛肝之液,收肝之气",可开达肝脾阴结,共奏祛痰、宣畅气机之功。气机条畅,则肝木脾土皆顺其性,所以真水自当上奉。

董老临床上常将柴胡与甘草相配,这体现了董老攻补兼施、内外同治的思想。四逆散中柴胡、甘草即为小柴胡汤的雏形。小柴胡汤由柴胡、黄芩、人参、半夏、炙甘草、生姜、大枣组成,主治少阳病证(邪在半表半里,症见往来寒热,胸胁苦满,默默不欲饮食,心烦喜呕,口苦,咽干,目眩,舌苔薄白,脉弦者)。《历代本草药性汇解》云:"小柴胡汤七味,五味皆可加减,唯柴胡、甘草无可加减,以安内攘外,不容偏废也。"柴胡、甘草二味乃四逆散最重要的配伍。方中柴胡味苦性平,《本草述钩元》曰:"禀少阳之气,动于子而发于寅,故得从坚凝闭密之地,正中直达,万化为之一新。"柴胡入肝,条达肝木,疏泄肝气,调畅脾土运化,推陈致新,携引肾水上达。甘草味甘性平,《本草纲目》记载"外赤中黄,包兼坤离",故能调节心肾,"含章土德,为五味之长",故治居中之脏腑。故柴胡、甘草二药配伍,实为助肝用、补脾体、疏肝气、畅脾道。

董老认为胃脘痛最主要的病机是不通则痛,故在临床上善以柴胡、枳实、芍药相配,以行气通阳。柴胡、枳实、芍药,此三味是大柴胡汤的重要组成部分,董老认为此三味配伍功用全在肝脾气血阴阳上求之,合以甘草,功宏力强。在气,枳实破滞降气,柴胡疏散升气,芍药收摄失位之气,甘草和其不调之气;在血,柴胡扬气行血,枳实破瘀滞,芍药通营和血,甘草缓中补虚调养新血;在表里,柴胡舒启外达,枳实消泻内降,芍药疏通经络,甘草和调脏腑;在阴阳,柴胡、甘草行阳,枳实、芍药走阴。阳主升,阴主降,升降相宜,气机无碍,流通百骸,四药相合,可疏升肝木,理通脾滞,和解枢机,条畅道路。

董老在临床尤其注重心理疏导,故善用四逆散疏肝解郁,治疗肝郁气滞引起的胃脘痛。董老在临床上,对于胸胁苦闷、左右相等、腹壁紧张、心下压痛的病人辨证施用四逆散,效如桴鼓,恰当其分。

四逆散临床作用范围广泛,临床上常根据肝脾郁结的原因不同而随证合方为用。如张景岳的柴胡疏肝散,王清任的血府逐瘀汤,均是在此基础上衍化而来。现代医家蒲辅周的弟子薛伯寿运用四逆散合小建中汤加味,疏肝解郁、条达气机、开胃行滞,治疗脾虚气滞型胃脘痛具有较好效果;张云凤用四逆散治疗肝郁、肝脾不和而致脘腹、胁肋诸痛,每获良效;张燕用四逆散治疗梅核气、胃痛、便秘、胆结石、乳腺小叶增生、心悸等亦取得满意效果。

董老认为四逆散无论用于何病,其病机里都有肝失疏泄、脾失通达一面。

2. 半夏厚朴汤

半夏厚朴汤源自《金匮要略》,是主治咽喉部有异物感的专方。《金匮要略》指出:"妇人咽中如有炙脔,半夏厚朴汤主之。"所谓炙脔,是中医常用以比喻堵塞咽喉中的痰涎,吐之不出,吞之不下,古人称之为梅核气,以女性多见。其表现为咽喉中异物感,吞吐不得,情志不畅,胸闷,舌苔白腻,脉弦滑。半夏厚朴汤由半夏、厚朴、茯苓、生姜、苏叶组成,其功效:行气散结,降逆化痰。

董老认为半夏厚朴汤虽为治疗梅核气的主方,然中医讲究辨证论治,有是证用是方。梅核气多因情志不遂,肝气郁结,肺胃失于宣降,津液不布,聚而为痰,痰气相搏,结于咽喉,故见咽中如有物阻,咯吐不出、吞咽不下;肺胃失于宣降,还可致胸中气机不畅,而见胸胁满闷,脘腹胀痛,或咳嗽喘急,或恶心呕吐等。气不行则郁不解,痰不化则结难散,故宜用行气散结、化痰降逆之法。方中半夏辛温入肺胃,化痰散结,降逆和胃,为君药。厚朴味苦辛性温,下气除满,助半夏散结降逆,为臣药。茯苓甘淡渗湿健脾,以助半夏化痰;生姜辛温散结,和胃止呕,且制半夏之毒;苏叶芳香行气,理肺疏肝,助厚朴行气宽胸、宣通郁结之气,共为佐药。全方辛苦合用,辛以行气散结,苦以燥湿降逆,使郁气得疏,痰涎得化,则痰气郁结自除。《医宗金鉴》认为:"此病得于七情郁气,凝涎而生,故用半夏、厚朴、生姜,辛以散结,苦以降逆,茯苓佐半夏,以利饮行涎,紫苏芳香,以宣通郁气,俾气舒涎去,病自愈矣。"《名医论方》云:"方中以半夏降逆气,厚朴解结气,茯苓消痰;成妙以生姜通神明,助正祛邪;以紫苏之辛香,散其郁气。郁散气调,而凝结焉有不化哉?"故对于肝气瘀滞、痰气互结、肝胃不和、湿热中阻之脾胃病,与梅核气病机相似,则亦可使用半夏厚朴汤异病同治。

如此可见,董老虽尊经崇古,又不墨守成规,而是深刻理解疾病的病机和方证的本质,在临床上辨证论治,化裁治疗梅核气的半夏厚朴汤,以治疗气滞痰瘀之胃脘痛,取得了显著成效。

3. 合方意义

董老的柴夏芩姜汤可视为四逆散与半夏厚朴汤的合方。

方中的四逆散疏肝理气止痛,半夏厚朴汤化痰理气消痞胀;加上香附、川芎、元胡理气祛瘀止痛,芍药配伍甘草为芍药汤,起到疏肝理气、缓急止痛的作用;黄芩配伍生姜起到辛开苦降的作用;脾胃病用辛开苦降法调理气机,升降得司,则中焦顺畅。全方理气、化痰、祛瘀、止痛,配方严谨,作用明确,具有理气止痛、祛瘀化痰的功效,对气滞痰瘀证的胃脘痛有较好的疗效。

4. 煎服法

董老尊经崇古,化裁《伤寒论》四逆散、《金匮要略》半夏厚朴汤为柴夏芩姜汤。董老制方严谨,在煎服法方面也严格依照经方标准,对柴夏芩姜汤煎服法要求如下:清洁凉水500 mL浸泡上述中药材20～30 min,煮沸后中火煎煮15～20 min,滤药汁存放于玻璃瓶或瓷碗,药材再加水煎煮15～20 min,滤药汁加入到存放上次药汁的玻璃瓶或瓷碗中,均匀后药汁分3次服用,餐前半小时或餐后1个小时服用。

柴夏芩姜汤先煎煮15～20 min,滤药汁后,再加水煎煮15～20 min,煎服法中已暗含"去滓重煎"之意。

张仲景在《伤寒杂病论》中明确指出须去滓重煎的方剂,大致可分为柴胡汤类

（小柴胡汤、大柴胡汤）、泻心汤类（半夏泻心汤、生姜泻心汤、甘草泻心汤以及旋覆代赭汤）、百合汤类（百合地黄汤、滑石代赭汤、百合知母汤、百合鸡子黄汤）、治疟方类（柴胡桂姜汤、柴胡去半夏加瓜姜汤）这四大类。其具体操作方法又分为两种：一是以水煎煮方中药物，去滓后再进行煎煮，如柴胡汤类、泻心汤类、治疟方类。另一种是将方中药物分别煎煮，去滓后再将其药液混合进行煎煮，如百合汤类。

以上方剂皆属于和剂范畴。柴胡汤类是和解表里、和解少阳；泻心汤类是调和肠胃、调和寒热；百合汤类是调和阴阳。古有"疟属少阳"之说，方剂学将治疟方类亦列为和剂范围。从去滓重煎的方剂功能来看，都具有扶正祛邪、攻补兼施的作用。如柴胡汤类是人参与柴胡、黄芩同用；泻心汤类是人参与黄芩、黄连、生姜同用；百合汤类是百合与滑石、知母同用。再从去滓重煎的适应证来看，均有胃气不和的症状。如少阳病的"心烦喜呕"，痞证的"呕而下利、干噫食臭"，百合病的"得药则剧吐利"等。最后，大凡质轻、气薄的药物宜武火急煎，味厚、质重的药物宜文火久煎。去滓重煎则介于两者之间，因其煎煮过程中去滓，则药味未必尽出，而去滓后再煎，则药气挥发其半，如此对药物气味的取舍各半，从而发挥药物的阴阳调和作用。

柴夏芩姜汤源于四逆散和半夏厚朴汤，四逆散与半夏厚朴汤在《伤寒论》和《金匮要略》中，煎服法均无去滓重煎要求。但董老认为，半夏厚朴汤本具辛开苦降、寒热并用、攻补兼施、扶正祛邪之能；四逆散亦有升降相因、补泻相合、和解表里、调和阴阳之功，二方合用，必当和其气味阴阳，方能熔为一炉，共奏理气、化痰、祛瘀、止痛之功，故亦需去滓重煎。

另外，去滓重煎可避免煎煮时药物粘锅煮焦而影响药物疗效，还可防止煎后药液浑浊及减少对消化道、咽喉的不良刺激。但更重要的是，去滓重煎可增强药汁的浓度。药液经过浓缩，可减少服用量，有利于患者的吸收，从而提高临床疗效。

5. 柴夏芩姜汤功效

本方是四逆散合半夏厚朴汤去苏叶加元胡、香附、川芎、黄芩而成，具体分析如下。

苏叶：味辛，性微温，无毒，归脾、肺经，具有散寒解表、理气宽中之功。气滞痰瘀型胃脘痛者，因其气机不畅，胃气上逆，常伴呕吐反胃之症。苏叶辛温宣散，使气上行，不利止呕。故董老去之不用。

元胡：即延胡索，味辛、苦，性温，归肝、脾经，具有活血、理气、止痛的功效。现代研究证明元胡含多种生物碱,其中元胡乙素含量较高,该生物碱主要有解痉、镇痛的作用。元胡中去氢元胡甲素对胃溃疡有保护作用。

香附:味辛、微苦、微甘,性平,归肝、脾、三焦经。味辛能散,微苦能降,微甘能和,性平不寒,芳香走窜,善于疏肝理气,通调三焦气滞,有"气病之总司"之称。用于治疗肝胃不和,气郁不舒,胸腹胁肋胀痛等。现代药理研究表明,香附含挥发油和糖类,可提高小鼠的痛阈,有镇痛、健胃及解除消化道积气的作用。香附水煎剂十二指肠给药对正常大鼠有较强利胆作用,可促进胆汁分泌,提高胆汁流量。香附亦有一定的健脾和胃、理气止痛的功效。有研究证明香附在不同程度促进大鼠胆汁分泌的同时,对胆汁内所含胆酸盐、胆固醇的含量亦具有一定的调节作用。

川芎:味辛,性温,归肝、胆、心包经,具活血化瘀、行气开郁、祛风止痛之功。现代药理研究表明,川芎有明显抑制血管收缩作用,除了有类似的钙离子通道阻滞剂作用外,对大鼠胸主动脉平滑肌电压依赖性氯离子通道也有明显抑制作用,其抑制氯离子通道,阻止氯离子外流,使细胞内电位变负,降低细胞的兴奋性,参与舒张血管平滑肌;对血小板体内外聚集均有明显的抑制作用,使全血血浆比黏度、红细胞聚集指数、红细胞压积明显下降;增加红细胞变形指数,对血液流变性具有良好的改善作用;还有明显的镇静作用,能扩张冠状动脉增加其血流量,有抗菌、抗辐射等作用。

黄芩:味苦,性寒,归肺、胆、脾、大肠、小肠经。有清热燥湿、泻火解毒、止血、安胎之功。现代药理研究表明,黄芩具有广谱抗菌作用,对真菌、病毒也有抑制作用,黄芩提取物黄芩素、黄芩苷等具有抗炎、抗变态反应、抗血小板聚集及抗凝、降血脂、保肝、利胆、抗氧化、抗癌的作用。

如前所述,董老在柴夏芩姜汤中去掉了辛温宣散、不利止呕的苏叶,加入了行气止痛的元胡、疏肝调气的香附、活血止痛的川芎、清热泻火的黄芩,增强了全方行气活血、清热止痛之功,补足了四逆散及半夏厚朴汤的不足。柴夏芩姜汤中白芍养肝敛阴,和胃止痛,与柴胡相伍一散一收,助柴胡疏肝,相辅相成共为主药;配枳实泻脾气之壅滞,调中焦之运化,与柴胡同用一升一降,加强疏肝理气之功;白芍、甘草配伍缓急止痛、疏理肝气以和脾胃,且具有保护胃黏膜屏障和修复黏膜的作用;半夏、厚朴辛开苦降,化痰祛瘀;川芎行气开郁,活血止痛;香附、陈皮理气和胃止痛,诸药合用辛以散结,苦以降通,气滞痰瘀方可解除。现代药理研究表明,柴胡主要含皂苷及挥发油,有镇静和镇痛作用,并有抗炎、利胆作用;白芍对中枢神经系统有抑制、镇静作用,并对平滑肌有松弛作用;枳实含挥发油、黄酮苷等,有健胃作用;甘草可缓解胃及肠管痉挛,有抗炎、抗变态反应作用;半夏有明显的抑制胃酸分泌的作用,能预防和治疗消化性溃疡;厚朴有抑菌及中枢性肌松弛作用。故柴夏芩姜汤对气滞痰瘀型胃脘痛及证型相符的急(慢)性胃炎、胃及十二指肠溃疡、功能性消化不良、胃神经官能症、胃黏膜脱垂等疾病有很好的临床疗效。

第六节 董湘玉运用辛开苦降法治疗功能性消化不良的经验

一、董老常用的药对经验

董老在运用辛开苦降法治疗功能性消化不良时,常选用黄连、黄芩、栀子、郁金、蒲公英等苦寒药物,同吴茱萸、苏叶、半夏、厚朴、香附、木香、枳实、桂枝等辛温类相伍,形成苦辛同用、寒温并伍的用药特点。在药物配对上可有多种不同的组合,但董老用苦寒药则以黄连、黄芩为主,辛温药则以吴茱萸、半夏、苏叶、厚朴、枳实最为常用。

1. 黄连配吴茱萸

黄连与吴茱萸配伍见于左金丸,黄连苦寒泻火,吴茱萸辛热开降,二者相伍具有清肝泻火、开郁降逆之效,董老常用于治疗肝胃二经郁热所致的胁痛脘痞,嘈杂吞酸,嗳气呕逆等。就黄连、吴茱萸二者配伍比例,董老并不固守6:1的比例,习惯于4:1的配伍比例,二者苦辛同用,寒略胜温,取其苦辛通降、调和寒热的作用而无性味偏亢之害,这在反酸的治疗中运用尤为广泛。当然,本药对常用于肝胃不和的实证,若纯虚无实不可妄投。

2. 黄芩配干姜

黄芩与干姜配伍同用见于《伤寒论》半夏泻心汤,具有开结除痞、和胃降逆之功,用于痞满、呕泻、寒热错杂等。

3. 黄连配半夏

黄连同半夏配伍,黄连苦寒,既可泻火,又可燥湿;半夏辛温,燥湿化痰,消痞散结,二者可同他药配伍,见于多种方剂之中,如与干姜、黄芩等同用见于《伤寒论》半夏泻心汤,具有开结除痞、和胃降逆之功,用于痞满、呕泻、寒热错杂等。

二、代表方剂

由于功能性消化不良的临床表现多样,苦辛配伍各不相同,故其适应证也比较复杂。董老尊古不泥,善于变通,往往在辨病、辨证的基础上灵活运用辛开苦降法,合方化裁,尤擅长运用黄连、黄芩与半夏配伍,形成以半夏泻心汤为核心,融入左金丸等具有苦辛配伍特点的方药,尤适用于功能性消化不良中胃热气滞,兼有湿浊、寒凝、食积、脾胃虚弱等所致脾胃升降失调、虚实并存、寒热错杂等病机比较复杂的疾病的治疗。

董老临床应用代表方剂组成:吴茱萸 2 g、黄连 6 g、黄芩 12 g、党参 10 g(或太子参 15 g)、白术 10 g、姜半夏 10 g、炒枳壳 12 g、厚朴 10 g、苏叶 10 g。功效:苦辛通降,清热祛湿,行气和胃,兼以健脾助运。适应证:胃脘痞胀或灼热疼痛,嘈杂,泛酸,嗳气,或恶心呕吐,口苦,或纳呆便溏,苔薄或腻,脉弦数等。

方义分析:董老认为功能性消化不良多属脾胃虚弱,本虚标实是本病发生的基础,气血失和是发病的关键,热郁、湿阻、寒凝等病理因素夹杂为患,终致虚实并见、寒热夹杂、升降失常。就多数患者而言,多是因饮食劳倦过度、情志失调所致脾胃损伤,运化失常,以致脾胃气机壅滞,郁而生热出现脘痞热痛,嘈杂吞酸等;脾胃气机不畅,或痰湿、食积等实邪阻滞,胃气郁闭,升降失常可致嗳气、恶心、呕吐等。无论本病临床表现多么复杂,脾胃损伤,热郁气滞,通降失常则为胃炎活动发生的十分重要的病理基础,而辛开苦降法的苦寒与辛温两大类药物配伍不但能够解除郁热,消除炎症,理气行滞,促进胃肠蠕动功能,而且具有调和寒热、升降气机等作用。方中黄连、黄芩苦寒清热泻火,姜半夏辛温通阳消痞,和胃降逆;吴茱萸辛热开泄,配黄连即取左金泄木安胃之义,善治肝胃郁热之嘈杂吞酸;苏叶辛温,质轻芳香,善通降肺胃之气,同炒枳壳、厚朴相伍有行气化湿、调理脾胃气机、消除痞胀嗳气之效;党参、白术甘温扶中,健运脾胃,兼顾本虚。纵观全方,由苦寒、辛温(热)、甘温三类药组成,融清、温、养、和于一体,形成以半夏泻心汤为基础,妙合左金丸、连朴饮、枳术丸诸方,共成苦辛通降、清解郁热、开痞散结、行气化湿、健脾和胃之剂。

董老认为功能性消化不良本虚标实、升降失常、寒热错杂的复杂病机是辛开苦降法运用的理论基础。以黄连等苦寒之品同吴茱萸、姜半夏、苏叶、厚朴、香附、木香等辛温之药同伍是董老在痞满中最常用的苦辛配伍,而半夏泻心汤、左金丸等多种方剂合方化裁则是董老最为常用的具有辛开苦降法配伍特点的方剂。董老运用辛开苦降法治疗功能性消化不良具有以下学术特点:苦辛同用,寒热并调;泄肝和胃,善用苦辛;苦辛之用,不忘扶中;辨病辨证,融合他法。

参考文献:

李融,蔡志强,侯钢,等,2002.失眠症患者的焦虑、抑郁症状的调查[J].中国行为医学科学,11(5):530-531.

李燕,肖成,张永雷,2008.董湘玉辨治失眠症伴焦虑抑郁情绪的临床经验[J].辽宁中医杂志,35(5):667-668.

余莉,2011.补中益气汤在失眠症中的应用观察[J].航空航天医学杂志,22(3):373.

第三章

医案举隅

第一节 情志病验案

一、郁 证

1.肝郁气滞型

患者,男,39 岁,2014 年 8 月 7 日初诊。

主诉:焦虑、心慌、胆怯 1^+ 年。

现病史:焦虑、心慌、胆怯 1^+ 年,曾经中药治疗后好转(具体不详),夜尿多,眠可,梦不多。

诊断:郁证。

辨证:肝郁气滞。

治则:疏肝理气。

处方:柴胡疏肝散加减;7 剂。

柴胡 10 g	枳壳 12 g	白芍 12 g	甘草 6 g
川芎 10 g	太子参 10 g	麦冬 15 g	连翘 15 g
丹皮 12 g	合欢皮 15 g	当归 12 g	半夏 10 g
茯苓 15 g			

每天 1 剂,水煎至 450 mL,150 mL/次,3 次/d,饭前 30 min 温服。

二诊:2014 年 8 月 14 日复诊,心慌、胆怯、焦虑均明显好转,咽痒,口干不苦,便稀,眠可,舌黯干裂,苔白腻,脉弦。

处方:效方不更,原方加减;7 剂。

柴胡 10 g	枳壳 12 g	白芍 12 g	甘草 6 g
川芎 10 g	太子参 12 g	连翘 15 g	合欢皮 15 g
当归 12 g	半夏 12 g	茯苓 20 g	浙贝母 10 g
黄芩 10 g	生姜 3 片		

每天 1 剂,水煎至 450 mL,150 mL/次,3 次/d,饭前 30 min 温服。

三诊:2014 年 8 月 21 日复诊,心慌、焦虑均明显好转,咽炎,咽痒,痰多,眠可,舌黯苔黄腻,脉弦数。

处方:效方不更,原方加减,巩固疗效;7 剂。

柴胡 10 g	枳壳 12 g	甘草 6 g	川芎 10 g
太子参 12 g	连翘 15 g	合欢皮 15 g	半夏 12 g
茯苓 20 g	浙贝母 10 g	黄芩 10 g	生姜 3 片
竹茹 12 g			

每天 1 剂,水煎至 450 mL,150 mL/次,3 次/d,饭前 30 min 温服。服药后诸症状消除。

按 本病属祖国医学"惊悸""不寐""健忘""郁证"等范畴,类似于中医七情所致的病症。《黄帝内经》云:"百病皆生于气。"朱震亨谓:"气血冲和,万病不生,一有怫郁,诸病生焉。故人身诸病,多生于郁。"若精神抑郁,情志失调,伤肝而疏泄太过,表现为情绪兴奋、失眠、多梦。宋代许叔微《普济本事方》云:"平人肝不受邪,卧则魂归于肝,神静而得寐,今肝有邪,魂不得归,是以卧则魂扬若离体也。"说明肝郁则心神不安而发生不寐;郁怒伤肝,肝郁化火炼液成痰,肝阳夹痰上扰则眩晕;肝郁化火,肝阳上亢,上扰清阳,引起头痛;肝郁气滞,气滞审证求机,思则气结,气郁化火,火伤阴液,以疏肝解郁,活血滋阴为法。柴胡疏肝散出自《医学统旨》,录自《证治准绳》,主治肝气郁滞证,临床应用以胁肋胀痛、脉弦为辨证要点,可见胁肋疼痛、胸闷善太息、情志抑郁或易怒、嗳气、脘腹胀满、脉弦等临床表现。

因此,治疗当以疏肝解郁为总则,郁者达之,兼气滞者,行气解郁;兼血郁者,理气养血;兼痰郁者,化痰通络;兼血瘀者,行气活血;郁久损伤肝肾之阴,耗心脾之血,当以健脾养血,滋阴清热,助之使肝的功能得以调理,阴阳平衡,气血平衡,气机畅达,则诸症可解,疾病得除。现代药理研究证实:柴胡、茯苓均有明显的镇静作用;当归有抑制中枢神经和调节交感神经功能的作用;甘草可因机体机能状态不同而呈现双向调节效应。只要抓住病机,"求于本"则往往疗效颇佳。

2.气滞湿阻型

患者,女,45 岁,2015 年 4 月 9 日初诊。

主诉:心绪不宁,失眠 6$^+$个月。

现病史:心绪不宁,失眠半年余,初易醒,噩梦少,偶有抽筋,月经可,便干,舌紫黯,苔白腻,脉沉弦滑。

诊断:郁证。

辨证:气滞湿阻。

治则:疏肝解郁,健脾燥湿。

处方:柴胡疏肝散加减;7 剂。

柴胡 10 g	白芍 12 g	川芎 10 g	枳壳 12 g
陈皮 8 g	甘草 6 g	香附 10 g	半夏 12 g
厚朴 12 g	茯苓 15 g	生姜 3 片	石菖蒲 12 g
远志 10 g	当归 12 g		

每天 1 剂,水煎至 450 mL,150 mL/次,3 次/d,饭前 30 min 温服。

二诊:2014 年 4 月 13 日复诊。情绪差稍减轻,睡眠稍改善,仍入睡难,抽筋感减轻,咽干,梦多,口不苦,略便秘,舌紫黯,苔白腻,脉沉。

处方:效不更方;7 剂。

白芍 15 g	茯苓 20 g	连翘 15 g	枳实 10 g
柴胡 10 g	川芎 10 g	甘草 6 g	香附 10 g
半夏 12 g	厚朴 12 g	生姜 3 片	石菖蒲 12 g
远志 10 g	当归 12 g		

每天 1 剂,水煎至 450 mL,150 mL/次,3 次/d,饭前 30 min 温服。

三诊:2014 年 4 月 20 日复诊。药后诸症减,情绪差、失眠改善,胃胀痛,抽筋感减轻,梦多、醒后不易入睡,欲吐口水,舌黯,苔少微水滑,脉细弦。

处方:原方加黄芩、丹皮,去当归;7 剂。

黄芩 10 g	丹皮 12 g	白芍 15 g	茯苓 20 g
连翘 15 g	枳实 10 g	柴胡 10 g	川芎 10 g
甘草 6 g	香附 10 g	半夏 12 g	厚朴 12 g
生姜 3 片	石菖蒲 12 g	远志 10 g	

每天 1 剂,水煎至 450 mL,150 mL/次,3 次/d,饭前 30 min 温服。之后随访 1

个月,诸症消失,大便微软,1~2次/d,余如常人。

按 本例患者情志抑郁,失眠多梦,舌紫黯,苔白腻,脉沉弦滑,实为气滞湿阻、夹瘀,治以疏肝解郁、除湿祛瘀为法,柴胡疏肝散加减运用,恰到好处。二诊中考虑气、湿之郁而化热,故加连翘佐以清心之热,症见好转。三诊中再加黄芩、丹皮加强祛热之力,效更显。从此病诊治过程来看,肝郁气滞、湿浊阻滞不难看出,但要在其中窥见郁而化热的机理,实则是有难度的,故董老先以连翘清心之烦热,取效后更加黄芩、丹皮清热燥湿,效更明显。故辨证中要根据其演变适时因变而随之加减,才能先机取理而用药。

3. 气滞血瘀、痰湿阻滞证

患者,男,57岁,2014年5月29日初诊。

现病史:情绪烦躁,害怕,眠差,易惊醒,饿时胃脘部嘈杂,有慌乱感,口干、喑哑,无呃逆,血压时高时可,便时干,日一解,舌紫黯,苔白腻剥苔,脉弦。

诊断:郁证。

辨证:气滞血瘀、痰湿阻滞。

治则:疏肝理气,化湿。

处方:柴胡疏肝散加减;7剂。

柴胡10 g	白芍12 g	川芎10 g	当归12 g
枳壳10 g	陈皮12 g	甘草6 g	香附10 g
半夏12 g	厚朴15 g	茯苓20 g	生姜3片
黄芩10 g			

次诊:2014年6月4日。服药后烦躁、心慌、害怕、易惊醒好转,口干、喑哑好转,饥饿后仍有胃中嘈杂,进食后缓解,血压仍不稳定,舌黯红,苔黄腻,脉弦。

处方:效不更方,继用柴胡疏肝散,在上方的基础上,加石菖蒲加强化痰除湿之力。

柴胡10 g	白芍12 g	川芎10 g	当归12 g
枳壳10 g	陈皮12 g	甘草6 g	香附10 g
半夏12 g	厚朴15 g	茯苓20 g	生姜3片
黄芩10 g	石菖蒲12 g		

患者之后打电话诉已明显好转,之后未再就诊。

按 此例患者为中老年,情志不遂,烦躁眠差,害怕易惊,胃脘部嘈杂,当属肝气郁结,气滞则血瘀,气滞则水湿运化不畅,渐生痰湿,痰湿阻滞,故以疏肝祛痰为治法,当用四逆散之变方柴胡疏肝散加减;加当归祛瘀养血,养心安神,法夏、厚朴加强化痰除湿之力;患者舌苔黄腻,有化热趋势,故加黄芩清热燥湿,加生姜辛开苦降。

二、不 寐

1.阴虚兼心胆气虚证

患者,女,61 岁,2014 年 5 月 8 日初诊。

主诉:失眠 2 年。

现病史:失眠 2 年,梦多,易醒,醒后入睡难,黑眼圈,唇干,舌黯淡有齿痕,苔少,脉沉细。

诊断:不寐。

辨证:阴虚兼心胆气虚。

治则:疏肝解郁,活血止痛。

处方:加减复脉汤合安神定志丸;7 剂。

麦冬 15 g	生地 12 g	白芍 15 g	炒枣仁 20 g
当归 12 g	茯神 15 g	枣皮 12 g	太子参 12 g
丹参 15 g	甘草 6 g	夜交藤 15 g	

每天 1 剂,水煎至 450 mL,150 mL/次,3 次/d,饭前 30 min 温服。

二诊:2014 年 5 月 15 日服药 7 剂后复诊,黑眼圈减少,睡眠好转,可睡 5 ~ 6 h,仍易醒,梦多,无精神,舌淡有齿痕,苔薄白。

处方:加减复脉汤合安神定志丸;7 剂。

麦冬 15 g	生地 12 g	白芍 15 g	炒枣仁 20 g
当归 12 g	茯神 15 g	枣皮 12 g	太子参 12 g
丹参 15 g	甘草 6 g	夜交藤 15 g	珍珠母 15 g

每天 1 剂,水煎至 450 mL,150 mL/次,3 次/d,饭前 30 min 温服。

三诊:2014 年 5 月 22 日复诊,黑眼圈减少,睡眠好转,仍梦多,口苦,食可,舌黯,苔薄白,脉细弦。

处方:加减复脉汤合安神定志丸;7 剂。

麦冬 15 g	生地 12 g	白芍 15 g	炒枣仁 20 g
当归 12 g	茯神 15 g	枣皮 12 g	太子参 12 g
丹参 15 g	夜交藤 15 g	甘草 6 g	珍珠母 20 g
阿胶 8 g	知母 10 g		

服 7 剂后,诸症痊愈,偶有失眠,可自行缓解。

按 董老指出不寐的病名首见《难经》,而《灵枢》详细论述了"目不瞑"的病机,认为"卫气不得入于阴,常留于阳。留于阳则阳气满,阳气满则阳跷盛;不得入于阴则阴气虚,故目不瞑也。"该患者以不寐为主诉,舌黯少苔,肾阴不足,心肾不交,加之易于惊醒,心胆气虚,内扰心窍,故心神不安,不寐多梦。安神定志丸、茯神定惊安神,太子参滋阴补气。

2. 肝肾阴虚型

患者,女,30 岁,2014 年 7 月 10 日初诊。

主诉:睡眠障碍 1 年余。

现病史:睡眠障碍 1 年余,入睡困难,梦多,伴有噩梦,情绪易激动,进食后腹胀不适,纳少,大便偏干,舌质红,舌尖无苔,舌根部见腻苔,左脉弦,右脉沉细微弦。

诊断:不寐。

辨证:肝肾阴虚。

治则:养阴清热,滋补肝肾。

处方:酸枣仁汤合加减复脉汤;7 剂。

麦冬 15 g	白芍 15 g	半夏 10 g	酸枣仁 20 g
茯苓 12 g	珍珠母 15 g	知母 10 g	当归 10 g
神曲 12 g	佛手 15 g	北沙参 12 g	合欢皮 15 g
甘草 6 g			

每天 1 剂,水煎至 450 mL,150 mL/次,3 次/d,饭前 30 min 温服。

二诊:2014 年 7 月 17 日复诊,入睡困难好转,梦多,无噩梦,情绪较前改善,无腹胀,纳可,大便正常,无口苦,舌质红,苔白微腻,脉弦。

处方:效方不更,原方加减;7 剂。

麦冬 15 g	半夏 10 g	酸枣仁 20 g	茯苓 12 g
珍珠母 20 g	知母 10 g	当归 10 g	神曲 12 g
佛手 15 g	北沙参 12 g	合欢皮 15 g	甘草 6 g

每天 1 剂,水煎至 450 mL,150 mL/次,3 次/d,饭前 30 min 温服。

三诊:2014 年 7 月 24 日复诊,入睡困难较前好转,睡眠质量差,梦不多,晨起后头晕,舌质红,右脉弦。

处方:酸枣仁汤合加减复脉汤;7 剂。

麦冬 15 g	半夏 10 g	酸枣仁 20 g	茯苓 15 g
珍珠母 20 g	知母 10 g	当归 10 g	百合 20 g
佛手 15 g	北沙参 12 g	合欢皮 15 g	龙齿 20 g
甘草 6 g			

每天 1 剂,水煎至 450 mL,150 mL/次,3 次/d,饭前 30 min 温服。

服 7 剂后症状大减,偶有反复,服用上剂每可改善,半年后未再复诊。

按　董老认为思虑劳倦耗伤阴血,致心不藏神,肝不藏血,魂不归肝而失眠。失眠是以不能获得正常睡眠,以睡眠时间及深度、消除疲劳作用不足为主的一种病症。现代医学中的抑郁症、神经官能症、更年期综合征等以失眠为主要临床表现者,皆属中医学"不寐""不得眠""不得卧"等范畴。《金匮要略》曰:"虚劳虚烦,不得眠,酸枣仁汤主之。"该案则加减复脉汤合酸枣仁汤加减。《金匮要略》云:"夫肝之病,补用酸,助用焦苦,益用甘味之药调之。"酸枣仁汤可谓其最好的诠释,方中酸枣仁味酸,补肝之阴血;知母味苦,入肺、胃、肾经,性寒滋阴清虚热,从而清心除烦安神;茯苓、甘草味甘、淡,归脾经,培补中焦;当归温经活血,通畅气血;合欢皮合珍珠母安神;沙参、麦冬滋阴。

3. 肝肾阴虚型

患者,男,29 岁,2014 年 8 月 15 日初诊。

主诉:失眠 2 月余。

现病史:失眠 2 月余,入睡难,时有梦,无噩梦,白日昏沉,口不苦,平素烦躁易怒,食可,舌红,无苔,左脉弦滑,右脉沉细。自服西药未能缓解。

诊断:不寐。

辨证:肝肾阴虚。

治则:调和肝脾,滋水涵木。

处方:逍遥散加减;7 剂。

北沙参 12 g	柴胡 10 g	黄芩 10 g	半夏 10 g
太子参 12 g	甘草 6 g	白芍 12 g	丹皮 12 g

| 枳壳 12 g | 香附 10 g | 麦冬 15 g | 当归 12 g |
| 淮山药 15 g | 炒枣仁 15 g | | |

每天 1 剂,水煎至 450 mL,150 mL/次,3 次/d,饭前 30 min 温服。

二诊:2014 年 8 月 22 日复诊。患者未效,仍眠差,昏沉,时有多梦,无噩梦,伴腹泻,口不苦,烦躁易怒,食可,舌红,无苔,左脉弦滑,右脉沉细。

处方:加减复脉汤合百合知母汤合甘麦大枣汤;7 剂。

甘草 6 g	生地 12 g	麦冬 15 g	当归 12 g
白芍 12 g	白术 12 g	炒枣仁 15 g	知母 10 g
百合 20 g	香附 10 g	苏梗 12 g	浮小麦 30 g
大枣 3 枚	佛手 15 g		

每天 1 剂,水煎至 450 mL,150 mL/次,3 次/d,饭前 30 min 温服。

三诊:2014 年 8 月 29 日复诊。患者睡眠可,情绪有所好转,仍多梦,腹泻,腹胀,无汗,口不苦,舌黯,苔少,脉弦。

处方:一甲复脉汤合百合地黄汤合甘麦大枣汤;7 剂。

牡蛎 12 g(先煎)	甘草 6 g	生地 12 g	麦冬 15 g
当归 12 g	白芍 12 g	白术 12 g	炒枣仁 15 g
知母 10 g	百合 20 g	香附 10 g	苏梗 12 g
浮小麦 30 g	大枣 3 枚	佛手 15 g	

服 7 剂后,患者未再复诊,电话回访称已痊愈,动态观察 3 个月,未再复发。

按 壮年男性,肝肾阴虚。乙癸同源,水不涵木,肝阳上亢,烦躁易怒。肾阴亏损,相火妄动,夜晚难眠,白日昏沉。舌红,无苔,阴虚火盛。左脉弦滑,病在厥阴,右脉沉细,病在少阴。患者平素烦躁易怒,有肝阳上亢之象,予逍遥散疏肝解郁。

患者服逍遥散 7 剂未效,盖因肝阳上亢为标,肝肾阴虚为本。《温病条辨》曰:"热邪深入,或在少阴,或在厥阴,均宜复脉。"故予加减复脉汤滋阴降火。滋阴则相火自降,故睡眠、情绪缓解。患者腹泻,加牡蛎咸寒收涩,合成一甲复脉汤。《温病条辨》曰:"下焦温病,但大便溏者,即与一甲复脉汤。"一甲复脉汤是《伤寒论》炙甘草汤(又名复脉汤)经过吴鞠通《温病条辨》演化而来。

原方复脉汤适用于由伤寒汗、吐、下或失血后,或杂病阴血不足,阳气不振所致的心动悸、脉结代。阴血不足,血脉无以充盈,加之阳气不振,无力鼓动血脉,脉气不相接续,故脉结代;阴血不足,心体失养,或心阳虚弱,不能温养心脉,故心动悸。

故以滋心阴,养心血,益心气,温心阳为法,以复脉定悸。方中重用生地滋阴养血,为君药,配伍炙甘草、人参、大枣益心气,补脾气,以资气血生化之源;阿胶、麦冬、麻仁滋心阴,养心血,充血脉,共为臣药。佐以桂枝、生姜辛行温通,温心阳,通血脉,诸厚味滋腻之品得生姜、桂枝则滋而不腻。

董老在本病例中,应用了一甲复脉汤,以牡蛎收敛浮阳,甘草、生地、麦冬、当归、白芍、白术、炒枣仁、知母滋阴清热,使阴虚阳浮得以收敛,阳亢虚烦得除。

4.肝气不舒、心胆不宁型

患者,女,57 岁,2014 年 6 月 5 日初诊。

主诉:失眠 3 年,加重 1 个月。

现病史:患者反复失眠 3 年,因 3 年前受惊吓所致,时常惴惴不安,不易入睡,睡后易醒,1 个月前因走夜路受惊吓,上症加重,整夜不能入睡,伴纳差,情绪低落,大便干结,每天 1 次,舌黯,苔灰薄微腻,脉细弦。

诊断:失眠。

辨证:肝气不舒、心胆不宁。

治则:疏肝解郁,和解泄热,镇惊安神。

处方:安神定志丸合柴胡加龙牡汤;7 剂。

远志 10 g	茯神 12 g	茯苓 20 g	太子参 10 g
石菖蒲 10 g	柴胡 10 g	半夏 12 g	甘草 6 g
黄芩 10 g	生姜 3 片	生龙骨 15 g	生牡蛎 15 g
枳实 10 g			

二诊:2014 年 6 月 12 日复诊,眠差有好转,由惊恐引起,现在无惊恐,大便不畅,2~3 d 一解,无腹胀感,舌黯红,苔腻微黄。

处方:小柴胡加龙牡汤;7 剂。

半夏 12 g	黄芩 10 g	厚朴 15 g	黄连 6 g
茯苓 20 g	柴胡 10 g	枳实 12 g	甘草 6 g
白芍 12 g	远志 10 g	太子参 10 g	生龙骨 15 g
生牡蛎 15 g			

三诊:2014 年 6 月 19 日复诊,眠差好转,无惊恐,便可每日一解、成形,舌黯,苔薄白黄腻。

处方:柴胡加龙牡汤;7 剂。

半夏 12 g	黄芩 10 g	厚朴 15 g	黄连 6 g
茯苓 20 g	柴胡 10 g	枳实 12 g	甘草 6 g
白芍 12 g	远志 10 g	太子参 12 g	生龙骨 15 g
生牡蛎 15 g	川芎 10 g	麦冬 12 g	

四诊:2014 年 6 月 26 日复诊,诸症瘥,舌黯红,苔白黄腻,原方减服用次数续服。

处方:柴胡加龙牡汤;7 剂。

半夏 12 g	黄芩 10 g	厚朴 15 g	黄连 6 g
茯苓 20 g	柴胡 10 g	枳实 12 g	甘草 6 g
白芍 12 g	远志 10 g	太子参 12 g	生龙骨 15 g
生牡蛎 15 g	川芎 10 g	麦冬 12 g	

服 7 剂后病情未再反复,能正常生活、入睡。

按 此病人董老使用的是镇静安神法。镇静安神,主要是方中有重镇安神药,用于心神不定、惊悸不宁、癫狂谵语等。柴胡加龙牡汤本是治疗少阳病经气不利、胆火扰心、心胆不宁(即心烦,惊恐,谵语)的方子。柴胡加龙牡汤的治则是和解泄热,镇惊安神。现代临床用于治疗肝气不舒、痰火内扰、心胆不宁所致的失眠、癫痫等情志病。此方因铅丹有毒,常以生铁落或琥珀粉代替。董老在临床很喜欢用此方,凡情志病,与小柴胡汤方证相应,兼有惊悸不安,或易紧张汗出,或睡眠不实梦多,都可用柴胡加龙牡汤。

三、更年期综合征

1. 气阴两虚夹瘀型

患者,女,45 岁,2015 年 4 月 30 日初诊。

主诉:失眠 2⁺年,加重 1 个月。

现病史:反复睡眠障碍 2⁺年,加重 1 个月。从 2⁺年前与前夫离婚后,反复失眠,睡后易醒,常觉疲惫,伴有焦虑感,服用枣仁安神胶囊等药物(具体不详)症状时好时坏。近 1 个月以来,症状加重,有时整夜不眠,烦躁易怒。体格检查:失眠,少气懒言,语音低微,神疲乏力,食欲不振,心悸自汗,形体消瘦,目眩耳鸣,时有夜间胸口刺痛,口干咽燥,脉细涩,舌淡紫、无苔且干而少津。

诊断:不寐。

辨证:气阴两虚夹瘀。

治则:益气养阴,安神宁心。

处方:益气化瘀汤加减;7剂。

太子参10 g	丹参15 g	当归10 g	香附10 g
佛手15 g	苏梗10 g	陈皮12 g	甘草6 g
白芍12 g	黄连6 g	山药10 g	炒酸枣仁10 g
石斛12 g			

每天1剂,水煎至450 mL,150 mL/次,3次/d,饭前30 min温服。

二诊:2015年5月14日复诊。服用10剂后,患者自觉整夜不眠的情况明显减轻,胸口刺痛感消失,但仍然易醒,纳差,精神欠佳,容易受到惊吓,舌干,苔少。

处方:效不更方,原方加减;14剂。

太子参10 g	丹参15 g	当归10 g	香附10 g
佛手15 g	苏梗10 g	陈皮12 g	甘草6 g
麦冬15 g	白芍12 g	蒲公英20 g	山药10 g
北沙参15 g	麦冬15 g	珍珠母15g(先煎)	

每天1剂,水煎至450 mL,150 mL/次,3次/d,饭前30 min温服。

症状基本控制,睡眠每天能达到6 h,偶有腹胀,舌淡红,苔薄白,脉弦细。继续服用7剂后未再复诊,电话询问称症状控制,未再复发。

按 对于情志病中的不寐,董老认为阴虚失眠病机主要是由于各种原因导致机体阴虚,阴阳之间平衡被打破,阴阳出入失常,阴虚则阳盛,热扰心神,出现心烦意乱、心神不宁、烦躁易怒而致失眠。常伴有不能自制的烦躁、焦虑,多见于更年期妇女及热病后期伤阴的患者。该患者因离婚致情志困扰为诱因,肝郁气滞,久郁而化火,暗耗阴液,致以脏腑津气衰微为主要表现的慢性气阴两虚证,肝失疏泄产生瘀滞,不通则痛,出现胸口刺痛等血瘀的表现,其临床特点是发病较缓,病势较慢。病机仍然是气阴两虚兼夹瘀血,同样可以用益气化瘀汤治疗。

2. 营卫不和、阴阳失调证

患者,女,52岁,2013年3月20日初诊。

主诉:阵发性发热汗出、失眠3个月。

现病史:患者睡眠欠佳多年,时轻时重,可自行调理好转。3个月前感冒后引发失眠加重,伴阵发性发热、汗出,在当地某医院各种检查未见异常,诊断"自主神经功能紊乱,疑似更年期综合征",西医服谷维素等药无效,中医按阴虚发热治疗,服药2个月无效。体格检查:失眠,自汗出,阵发性发热,以凌晨3—5点最明显(腋下体温在37.8~39.2℃之间),微恶风,饮食、二便尚可,月经正常,舌淡,苔薄白,脉缓软无力。

诊断:不寐。

辨证:营卫不和、阴阳失调。

治则:调营卫,和阴阳。

处方:桂枝汤;3剂。

| 桂枝 15 g | 白芍 15 g | 甘草 10 g |
| 生姜 15 g | 大枣 5 枚 | |

水煎3剂,并告知用药滓煎汤,临卧前泡脚。用药1剂后,当夜汗出多,但睡眠好转,隔日低烧退,服完3剂,低热、失眠、汗出、恶风,诸症悉除。

按 董老认为本案患者发热、恶风、自汗出,正具备桂枝汤证的辨证特点。而患者阵发性发热,以凌晨3—5点为明显,正为平旦之时,故用小阳旦汤(即桂枝汤)最合适不过。发热汗出见舌不红而淡,苔不少而白,脉不细而缓,则非阴虚发热之证,故滋阴降火药无效,此乃营卫不和。营卫,即人体之阴阳,宜相将而不宜相离。营卫调和,则阴阳协调,卫为之固,营为之守。若营卫不和,阴阳相悖,营阴不济卫阳而发热,卫阳不固营阴则汗出,故用桂枝汤"先其时发汗则愈"。

此外,本方煎水临卧前半小时泡脚,有安神之功。虽作用于身体下部,但取"上病下治"之法,使心火不亢,心神潜静,契合病机,故不寐自愈。

四、精神分裂

患者,女,24岁,大学生,2007年12月6日初诊。

主诉:病史由其母代诉,精神失常3个月。

现病史:精神失常3个月,患者于半年前因失恋后精神抑郁,后出现烦躁不安,彻夜不眠,四处奔走,言语零乱,大便干。经过贵州省精神病院诊断为精神分裂症。体格检查:肌肤粗糙,面色晦暗,两目发直,烦躁不安,四处奔走,大便干燥,小便正常,闭经,舌质紫黯有瘀斑,少苔,脉涩。

中医诊断:癫狂。

辨证:胞宫瘀阻,痰火扰神。

治则:逐瘀通经,泻火祛痰。

处方:桃仁承气汤合柴胡疏肝散加减;7剂。

大黄 10 g	芒硝(冲服)6 g	桂枝 6 g	桃仁 15 g
红花 10 g	川芎 15 g	柴胡 10 g	白芍 10 g
甘草 6 g	香附 10 g	陈皮 6 g	半夏 12 g
枳实 10 g	茯苓 10 g	郁金 10 g	

服7剂后,烦躁奔走锐减,大便通利,月经来潮,改桃仁为10 g,大黄为6 g,又服14剂。精神如常。随访半年无复发。

按语:泻下法也是中医治疗疾病的八法之一。泻下法可以有效地荡涤人体脏腑中各种病变所产生的痰、瘀、毒、热等有形或无形有害物质,通过二便排出体外,以达到气机通畅,阳气恢复,阴阳相济,"阴平阳秘,精神乃治"的目的。

董老认为现代医学的精神分裂症属中医癫狂范畴,《灵枢》有"得之忧饥""大恐""有所大喜"等记载,为情志因素致病。《景岳全书》说:"凡狂病多因于火,此或以谋为失志,或以思虑郁结,屈无所伸,怒无所泄,以致肝胆气逆。"《证治汇补》曰:"郁病虽多,皆因气不周流,法当顺气为先。"治以疏肝理气解郁。气有余便是火,火气上攻可致肝火过盛、肝阳上亢,也可扰动心神导致癫狂。火热灼津,津液不足,肠失濡润而致大便干结,腹气不通,浊气上犯更加重精神症状,故应配合一些泻热通便之品使邪有出路。

五、梅核气

患者,女,31岁,2014年3月21日初诊。

主诉:咽部异物感10⁺年。

现病史:自觉口臭10年,食可,便可每日一解、微干,情绪差,觉咽部有异物感,吐之不出,咽之不下。无反酸,暴躁,易饥,难入睡,舌黯,苔黄腻,脉细弦。

诊断:梅核气。

辨证:肝气郁结,气滞痰凝。

治则:疏肝解郁,理气化痰。

处方:柴胡疏肝散合半夏厚朴汤;7剂。

柴胡 10 g	白芍 12 g	川芎 10 g	当归 12 g
枳壳 12 g	甘草 6 g	香附 10 g	黄芩 10 g
连翘 15 g	半夏 10 g	厚朴 15 g	茯苓 20 g

二诊:2014 年 3 月 28 日复诊,睡眠好转,自觉口臭,矢气多,口腔热,大便好转,情绪差,咽部异物感减轻,舌黯淡红,苔白腻。

处方:柴夏芩姜汤合半夏泻心汤;7 剂。

柴胡 10 g	白芍 12 g	川芎 10 g	当归 12 g
枳壳 12 g	甘草 6 g	香附 10 g	黄芩 10 g
半夏 10 g	厚朴 15 g	茯苓 20 g	黄连 6 g
生姜 2 片			

三诊:2014 年 4 月 4 日复诊,眠可,自觉口臭甚,口腔热,咽部异物感基本消失,矢气多,大便 1~2 d 一解,舌紫黯,苔白黄腻。

处方:柴夏芩姜汤合半夏泻心汤;7 剂。

柴胡 10 g	白芍 12 g	川芎 10 g	当归 12 g
枳壳 12 g	甘草 6 g	香附 10 g	黄芩 10 g
半夏 12 g	厚朴 15 g	茯苓 20 g	黄连 6 g
生姜 2 片			

服药后,症状大减,不再服药,目前疗效观察中。该病人长期与其夫情感不睦,由于情志所伤,肝气郁结,气滞痰凝所致出现咽部异物感,配合疏肝理气、活血化瘀,效果尤佳。

按 董老认为半夏厚朴汤是《金匮要略》中治疗"妇人咽中如有炙脔"的方子。"咽中如有炙脔"是由情志所伤,肝气郁结,气滞痰凝所致。梅核气是中医临床上常见的心身疾病之一,虽然没有严重并发症,但缠绵难遇,每多发生于更年期妇女,尤为苦恼,运用涤痰通窍法,常常能收到很好的效果。

六、吐 酸

患者,男,58 岁,2015 年 4 月 6 日初诊。

主诉:反酸、嗳气 6[+] 月。

现病史:反酸、嗳气 6[+] 月,未进食时胃脘隐痛,胃不热不胀,大便时干时稀时正常,情绪差,舌紫黯,苔微腻,脉弦滑。

诊断:吐酸。

辨证:肝郁湿阻夹瘀。

治则:清热除湿,理气降逆。

处方:四逆散和二陈汤加减;7 剂。

柴胡 10 g	枳壳 12 g	白芍 12 g	甘草 6 g
半夏 10 g	川楝 10 g	元胡 10 g	茯苓 12 g
黄芩 10 g	生姜 2 片	川芎 10 g	陈皮 12 g
黄连 3 g	北沙参 12 g		

每天 1 剂,水煎至 450 mL,150 mL/次,3 次/d,饭前 30 min 温服。

二诊:2015 年 4 月 13 日复诊,反胃,偶腹泻,次数减,长期咽痒致咳,口干不苦,胃胀不痛,舌紫黯,苔白腻,脉细弦。

处方:柴夏芩姜汤;7 剂。

柴胡 10 g	枳壳 12 g	白芍 12 g	厚朴 12 g
半夏 10 g	茯苓 12 g	黄芩 10 g	甘草 6 g
生姜 2 片	川芎 10 g	连翘 12 g	麦冬 15 g
白术 12 g	当归 12 g		

每天 1 剂,水煎至 450 mL,150 mL/次,3 次/d,饭前 30 min 温服。

三诊:2015 年 4 月 20 日复诊,反胃缓解,咳,咽痒,口干,痰量减,胃不胀,情绪可,(服药后)血压不高,便每天 1 次,稀溏,舌紫黯,苔少,脉弦。

处方:二诊方去茯苓、连翘、厚朴,加北沙参、淮山药、黄芪;7 剂。

北沙参 12 g	淮山药 15 g	黄芪 15 g	白术 12 g
麦冬 15 g	当归 12 g	柴胡 10 g	枳壳 12 g
白芍 12 g	甘草 6 g	半夏 10 g	黄芩 10 g
生姜 2 片	川芎 10 g		

四诊:2015 年 5 月 8 日复诊,反胃减轻,仍腹泻,胃不痛,咽痒,口干,痰少不易咯,情绪可,血压不高,舌紫暗,苔薄白微腻。

处方:处方有效,效不更方;7 剂。

北沙参 12 g	淮山药 15 g	黄芪 15 g	白术 12 g
麦冬 15 g	当归 12 g	柴胡 10 g	枳壳 12
白芍 12 g	甘草 6 g	半夏 10 g	黄芩 10 g
生姜 2 片	川芎 10 g		

五诊:2015 年 5 月 15 日复诊,不泛酸,微饿,大便稀溏,每天 1~2 次,腹胀,舌黯,苔白腻。患者大便稀溏,苔白腻,湿浊内生,故加茯苓健脾除湿。

处方:效不更方,加茯苓;7剂。

北沙参12 g	淮山药15 g	黄芪15 g	白术12 g
麦冬15 g	当归12 g	柴胡10 g	枳壳12 g
白芍12 g	甘草6 g	半夏10 g	黄芩10 g
生姜2片	川芎10 g	茯苓20 g	

之后随访1[+]月,患者未诉泛酸,纳可,大便微软,每天1～2次,腹胀消失。

按 二诊时患者咽痒咳嗽,口干不苦,舌苔白腻,脉细弦,提示患者气滞痰湿内阻,阴虚有热,故宜用理气化痰除湿之柴夏芩姜汤,加上滋阴清热之品,即加用连翘、麦冬、当归。三诊时患者咽痒咳嗽,痰少,口干,少苔,脉弦,提示患者气阴两虚,加重滋阴之品之外,加上益气之药。

纵观本例患者以反酸、嗳气为主,胃脘隐痛,大便时干时稀,情绪差,舌紫黯,苔微腻,脉弦滑,实为肝郁湿阻夹瘀之候,故拟四逆散和二陈汤加减,但效不佳,二诊之后改用柴夏芩姜汤理气除湿,化痰祛瘀,渐起效,三诊之后结合患者夹有气阴两虚,加以益气养阴之品后,效更好,终痊愈。故在诊治疾病过程中,应抓住病之根本,随时注意正气之盛衰,固护正气,正气旺盛,可驱邪外出而解。

七、脏 躁

患者,女,50岁,2014年4月25日初诊。

主诉:情绪不稳定,现病史。

现病史:潮热3[+]月,情绪不稳定,潮热,无汗,口干,痰多,眠可,不怕冷,头不痛,舌黯质干,舌尖红,苔少,脉细弦。

诊断:脏躁。

辨证:少阳证。

治法:和解少阳。

处方:小柴胡汤合甘麦大枣汤合二至丸;10剂。

生地10 g	柴胡10 g	半夏10 g	太子参10 g
黄芩10 g	白芍10 g	甘草6 g	茯苓20 g
旱莲草10 g	女贞子10 g	浮小麦30 g	大枣3枚
当归12 g			

二诊:2014年5月9日复诊,情绪不稳定,潮热减轻,咽哽,食后胃痛,汗出,舌

黯红,苔少,脉沉细弦。

处方:复脉汤合二至丸合甘麦大枣汤合百合知母汤;10剂。

生地12 g	甘草6 g	麦冬15 g	白芍12 g
当归12 g	女贞子10 g	旱莲草10 g	浮小麦30 g
大枣3枚	佛手15 g	知母10 g	百合15 g
赤芍12 g			

三诊:2014年9月18日复诊,情绪不稳定,潮热消失,食后胃痛减轻,胃胀,眠可,无反酸、呃逆、口不苦,便可,舌黯苔薄白微腻,脉沉细弦。

处方:芍药甘草汤合金铃子散。

白芍12 g	甘草6 g	当归12 g	北沙参12 g
麦冬15 g	大枣3枚	川楝10 g	元胡12 g
佛手15 g	厚朴10 g	黄芩6 g	桂枝6 g
香附10 g	干姜6 g		

按 本例患者为中年女性,以情绪不稳定、潮热、口干为主,可辨病为脏躁,实为少阳病证之心烦、寒热往来、口干苦,其邪在半表半里,舌苔薄白,脉弦。符合少阳证之小柴胡汤证,故用柴胡、黄芩、人参、半夏、甘草、大枣。方中柴胡透解邪热,疏达经气;黄芩清泄邪热;半夏和胃降逆;大枣和胃气,生津。使用以上方剂后,可使邪气得除,少阳得和,通条枢机,津液得布,有汗出热解的功效。而合用的甘麦大枣汤、复脉汤、二至丸,均为养阴安神之剂。甘麦大枣汤出自张仲景《金匮要略》,由甘草、浮小麦、大枣组成,有养心安神、和中缓急、补脾益气等功效,适用于脏躁,以精神恍惚、常悲伤欲哭不能自主、睡眠不实、言行失常、哈欠频作等为主要症状。其中的浮小麦取其除烦之功。至于二至丸则有补益肝肾之功,用于肝肾阴虚、眩晕耳鸣、咽干鼻燥、腰膝酸痛、月经量多。复脉汤益气药与养阴血药配伍使用,益心气而养心血,益气药与温里药相伍有益气通脉之功。而在三诊中,实际已经不是脏躁之病,实为胃痛,根据辨证,属肝郁气滞、犯胃伤阴之证,故以芍药甘草汤合金铃子散,疏肝解郁,养阴和胃止痛。该病例病症变化多,用方多,但实质是相同的,其以阴虚为要,围绕之一遣方用药,均起到很好的疗效。

第二节 脾胃肠疾病验案

一、胃脘痛

1.气滞痰瘀型

患者,女,65 岁,2012 年 11 月 14 日初诊。

主诉:胃脘痛 3$^+$月。

现病史:胃脘部胀满疼痛,大便稀溏,舌黯红,苔厚黄,脉弦。有肝纤维化病史。

诊断:胃脘痛。

辨证:气滞痰瘀。

治法:行气止痛,化痰祛瘀。

处方:柴夏芩姜汤加减。

五灵脂 6 g	蒲黄 6 g	柴胡 12 g	枳壳 12 g
白芍 12 g	甘草 6 g	香附 10 g	半夏 10 g
土茯苓 12 g	黄芩 10 g	厚朴 10 g	当归 12 g
川芎 10 g	薏苡仁 30 g		

水煎至 450 mL,150 mL/次,3 次/d,饭前温服。

二诊:2012 年 12 月 12 日复诊。服药后,胃脘部胀痛症状大减,睡眠、纳差改善;右胁隐痛不适,心慌,大便稀黄,舌黯红,苔黄厚,脉弦。

处方:柴夏芩姜汤加减合金铃子散。

元胡 12 g	川楝子 12 g	柴胡 12 g	枳壳 12 g
赤芍 12 g	甘草 6 g	香附 10 g	半夏 10 g
土茯苓 12 g	黄芩 10 g	厚朴 10 g	当归 12 g
川芎 10 g	薏苡仁 30 g	藿香 12 g	黄芪 15 g

水煎至 450 mL,150 mL/次,3 次/d,饭前温服。

三诊:2013 年 1 月 9 日复诊。胃脘痛、胁痛明显减轻,仍感腹胀不适,舌黯,苔黄厚,脉弦。

处方:效不更方;7 剂。

白芍 12 g	党参 10 g	柴胡 12 g	枳壳 12 g
赤芍 12 g	甘草 6 g	香附 10 g	半夏 10 g
土茯苓 12 g	黄芩 10 g	厚朴 10 g	当归 12 g
川芎 10 g	薏苡仁 30 g	生姜 2 片	黄芪 15 g

水煎至 450 mL,150 mL/次,3 次/d,饭前温服。

服药 7 剂后,患者未再复诊,电话回访称已痊愈,动态观察 3 个月,未再胃痛,纳食可。

按 患者以胃脘痛为主要症状,辨病为胃脘痛。患者脾胃虚弱,运化失司,故见纳差,内生湿浊,清浊不分,混杂而下而便稀溏。患者以前有肝纤维化病史,舌黯红,苔厚黄,已有痰瘀之机,阻滞中焦,不通则痛,症见胃脘疼痛不适。又患者胃脘胀满疼痛,应有气滞,故而此证实为气滞痰瘀证。舌黯红,苔厚黄,脉弦为肝郁痰瘀之象。董老认为该病辨病为胃脘痛不应疑惑。其主要病机以气滞痰瘀为主,故以行气止痛、化痰祛瘀为法,故选用柴夏芩姜汤。因其久病入血,痰瘀凝坚,故配土茯苓、薏苡仁渗湿,当归、川芎活血,五灵脂、蒲黄止痛。

2.气滞血瘀、痰热交阻型

患者,男,61 岁,2014 年 4 月 4 日初诊。

主诉:胃脘痛 2⁺ 月。

现病史:患者胆囊切除后胃脘痛 2⁺ 月,常夜间发作,伴进食后有梗阻感,大便干结,无反酸、腹胀,情绪差,口不苦,舌黯,苔白黄腻,脉弦微滑。

诊继:胃脘痛。

辨证:气滞血瘀,痰热交阻。

处方:柴夏芩姜汤加减;7 剂。

柴胡 10 g	白芍 15 g	当归 12 g	川芎 10 g
枳实 10 g	陈皮 12 g	香附 10 g	甘草 6 g
黄芩 10 g	川楝 10 g	元胡 12 g	黄连 6 g
半夏 12 g	厚朴 15 g	茯苓 20 g	生姜 3 片

水煎至 450 mL,150 mL/次,3 次/d。

二诊:2014 年 4 月 18 日复诊。患者胃偶有隐痛,仍进食后有梗阻感,伴反酸,打嗝,肝区不痛,口苦咽干,情绪好转,大便干,舌黯,苔薄黄腻,脉弦。

处方:柴夏芩姜汤加减;7 剂。

北沙参 12 g	柴胡 10 g	白芍 15 g	当归 12 g
川芎 10 g	枳实 10 g	甘草 6 g	黄芩 10 g
元胡 12 g	黄连 6 g	半夏 12 g	厚朴 15 g
茯苓 20 g	生姜 3 片		

水煎至 450 mL,150 mL/次,3 次/d。

三诊:2014 年 4 月 25 日复诊。患者胃挛痛缓解,进食后有梗阻感及反酸较前好转,伴打嗝,腹胀,口苦,咽干,情绪差,大便较前改善,舌淡,苔薄黄白相间,脉弦缓。

处方:柴夏芩姜汤加减;7 剂。

川楝 10 g	柴胡 10 g	白芍 15 g	当归 12 g
川芎 10 g	枳实 10 g	甘草 6 g	黄芩 10 g
元胡 12 g	黄连 6 g	半夏 12 g	厚朴 15 g
茯苓 20 g	生姜 3 片		

水煎至 450 mL,150 mL/次,3 次/d。

四诊:2014 年 5 月 9 日复诊。患者诸症好转,伴呃逆,口苦不干,大便干结难解,胸闷不适,随情志加重,舌黯,苔薄白微黄腻。

处方:柴夏芩姜汤加减;7 剂。

川楝 10 g	柴胡 10 g	白芍 15 g	当归 12 g
川芎 10 g	枳实 10 g	甘草 6 g	黄芩 10 g
元胡 12 g	黄连 6 g	半夏 10 g	厚朴 15 g
茯苓 15 g	生姜 3 片	北沙参 12 g	

水煎至 450 mL,150 mL/次,3 次/d。

7 剂后,患者未再复诊,电话回访称已痊愈,动态观察 3 个月,症未再复发。

按 本案患者以胃挛痛为主要症状,伴有进食后有梗阻感,此又兼噎膈。盖审证求因,究其病机为气滞血瘀、湿热交阻。然单纯破气逐瘀、清热利湿,却难达其效。盖湿热交阻,郁结难开。本方以辛温苦燥之药居多,辛以散结,苦以降逆,辛开苦降,开郁散结,然后随症治之,方竟其功。故以柴夏芩姜汤加金铃子散,行气化痰,活血逐瘀。

3.肝胃不和、阴虚阳亢证

患者,男,56岁。

主诉:反复呃逆、口干、口苦、反酸1$^+$年。

现病史:目前胃脘部中脘胀痛不适,饭后及情绪不遂后腹胀甚,嗳气、反酸不适,头晕眠差,不易入睡,梦多,大便难,舌有瘀斑、裂纹,苔白薄腻,脉沉细滑。近期胃镜检查示糜烂性十二指肠炎。西医院予口服泮托拉唑钠肠溶胶囊和复方阿嗪米特。经过2周口服,上述症状未见缓解。既往有高血压病史,常服用硝苯地平缓释片。血压控制在145/90 mmHg左右。

辨病:胃脘痛。

辨证:肝胃不和,阴虚阳亢。

处方:四逆散合二陈汤合益胃汤合天麻钩藤饮;7剂。

柴胡 10 g	白芍 15 g	枳壳 10 g	甘草 6 g
法夏 10 g	厚朴 10 g	北沙参 12 g	麦冬 15 g
钩藤 10 g	天麻 12 g	石决明 15 g	丹参 15 g

水煎至450 mL,150 mL/次,3次/d,饭前温服。

二诊:患者服药后,胃脘部胀痛症状大减,反酸基本消失,大便已通畅,睡眠改善,仍有嗳气,梦仍多。患者诉头重如裹,伴见口苦、口干、眼涩;时有两胁胀满不适感;血压稳定,舌淡紫,裂纹舌,苔滑腻,脉沉滑。

处方:柴胡疏肝散合二陈汤合益胃汤;7剂。

柴胡 10 g	茯苓 12 g	香附 10 g	川芎 10 g
枳壳 12 g	白芍 15 g	北沙参 12 g	麦冬 15 g
佛手 15 g	生地 10 g	厚朴 10 g	法夏 10 g
甘草 6 g			

水煎至450 mL,150 mL/次,3次/d,饭前温服。

三诊:患者诉仍有嗳气,胃胀痛不适基本消除,头昏已除,双眼有轻度痒涩不适,睡眠质量、多梦明显改善,患者情绪平静。舌老、阴虚、瘀血之象,脉沉滑。

处方:柴胡疏肝散合益胃汤加减;7剂。

柴胡 10 g	生地 12 g	香附 10 g	川芎 10 g
甘草 6 g	白芍 10 g	北沙参 12 g	麦冬 15 g
佛手 15	茯苓 12 g	枳壳 12 g	

水煎至 450 mL,150 mL/次,3 次/d,饭前温服。

服 7 剂后,患者未再复诊,电话回访称已痊愈,动态观察 3 个月,未再复发。

按 患者以胃脘痛为主要症状,但其成因与患者常年高血压、情绪波动大有直接关系,以致肝气郁结,肝失疏泄,横逆犯脾胃,脾失运化。湿浊内生,肝胃失和,中焦气滞湿阻,不通则痛,故见餐后及情绪不遂后胃脘部胀痛,脾胃气机升降失序,胃气上逆而见嗳气、反酸,浊气不降,肠液不足,故见大便难;气郁化热,胃阴耗伤,故见裂纹舌、口干、胃痛;肝郁化火上扰心神,故见眠差、不易入睡、梦多等。舌有瘀斑、裂纹,苔白薄腻,脉沉细滑,乃气滞湿阻、阴虚夹瘀的舌脉之象。董老认为治病当抓主要症状,患者以胃脘痛为主诉,但有诸多病因参与,病情错杂,但总体而言,患者以肝郁气滞湿阻之象较为突出,故选用四逆散为基础,以疏肝理脾,助气机升降出入有序,中焦气机通畅则胃脘胀痛可消;湿浊阻滞,予以二陈汤;胃阴不足,加用益胃汤,滋养胃阴,以期固本,但又恐滋腻太过,反酿湿邪,故生地、玉竹去而不用;天麻钩藤饮平肝潜阳,平抑肝火上扰之势;同时予丹参祛瘀。全方立足于疏肝理气化湿,养胃阴,顾护后天之本,平肝潜阳,有望改善上腹胀痛、便秘、嗳气之症,共奏养阴疏肝、清热祛痰瘀之功效。全方重点在通与养二字,符合治疗胃痛病之通法。

4.肝郁气滞、湿热中阻证

患者,女,49 岁,2012 年 10 月 25 日初诊。

主诉:上腹部胀满疼痛 3⁺月。

现病史:上腹部胀痛,双胁肋胀痛不适,入夜尤甚,口苦、口干、胃中热,纳呆,腹胀,大便稀溏不成形,寒热往来,汗出不多,口臭明显。舌淡紫,胖大有齿痕,苔薄白,脉沉偏弱。

诊断:胃脘痛。

辨证:肝郁气滞,湿热中阻。

治法:疏肝解郁,健脾化湿。

处方:小柴胡汤加减;7 剂。

柴胡 12 g	半夏 10 g	太子参 15 g	甘草 6 g
黄芩 10 g	生姜 2 片	大枣 3 枚	当归 10 g
茯苓 10 g	白术 10 g		

水煎至 450 mL,150 mL/次,3 次/d,饭前温服。

二诊:2012 年 11 月 1 日复诊,患者腹胀、腹痛症状大减,纳呆稍改善,仍夜间时有两胁胀满隐痛,口苦,仍往来寒热,口臭,肢软乏力,自汗出。

处方:小柴胡汤合芍药甘草汤合金铃子散加减,7 剂。

柴胡 12 g	半夏 10 g	党参 15 g	甘草 6 g
黄芩 10 g	生姜 2 片	大枣 5 枚	当归 10 g
白芍 15 g	山药 10 g	赤芍 10 g	川楝子 10 g
元胡 12 g	浮小麦 30 g		

水煎至 450 mL,150 mL/次,3 次/d,饭前温服。

三诊:2012 年 11 月 8 日复诊,患者各症状明显缓解,脘胁胀痛已除,胃中灼热缓解,反酸、口臭缓解,肢软乏力明显改善,自汗出减少,大便已明显成形,舌、脉均大为好转。效方不更,继续服用前方 7 剂。后未再复诊,电话回访称已愈,随访 5 个月未复发。

按 患者以上腹、双胁肋胀满疼痛为主,主要为肝郁气滞之证,据其兼次症之伴随,有烧心、口苦、口干、胃中热、寒热往来、口臭等湿热之候,故其病机关键为肝郁湿阻化热。治当疏肝理气,健脾化湿,佐以清热。故予以小柴胡汤疏肝解郁,除湿清热;加茯苓、白术健脾除湿;脾胃虚弱,久则生化乏源,可加当归补血祛瘀。随着肝郁气滞渐解,脾胃虚弱、生化乏源之象渐生,可见乏力,自汗出,除继续予当归补血,加芍药、甘草养血柔肝,予浮小麦以益气敛汗;其脘腹、胁肋疼痛不适日久,加金铃子散以行气止痛。此病患者肝郁湿阻化热,渐生气血不足之患,故治疗中除疏肝解郁,健脾化湿清热,还应注意清热不宜太过,过则苦寒伤阴耗气;气血不足而益气柔肝养血,也不可滋腻太过,过则碍气生湿。故在治疗中要拿捏准确,重视关键,而兼顾次变,且中焦之病多以气机不畅为要,故治疗上多以调和为旨,中焦得和而气机条畅,运化健,升降得司,生化充足,气血健旺。该病治法中和法始终贯穿其中,使得疗效显著。

5. 痰浊中阻型

患者,男,29 岁,2012 年 9 月 27 日初诊。

主诉:胃脘疼痛,呈隐痛绵绵 1⁺月

现病史:胃脘部灼热感,胸胁胀闷不舒,情志不遂,心烦易怒,腹胀不适,大便不成形。舌红,苔黄腻,少津,脉弦滑。

诊断:胃脘痛。

辨证:痰浊中阻。

治法:祛痰化湿。

处方:温胆汤加减;7 剂。

陈皮 15 g	半夏 10 g	茯苓 20 g	枳实 15 g
竹茹 15 g	胆南星 10 g	生姜 10 g	甘草 6 g
黄连 10 g	天麻 15 g	泽泻 20 g	川芎 15 g

水煎至 450 mL,150 mL/次,3 次/d,三餐前温服。

二诊:2012 年 12 月 27 日复诊。患者胃脘痛明显缓解,神清,心烦好转,胸闷不适明显较前改善,舌质仍红,苔黄腻,脉弦。

处方:诸药减量后,将枳实改为枳壳,继续服前方 7 剂。

陈皮 12 g	半夏 10 g	茯苓 15 g	枳壳 12 g
竹茹 15 g	胆南星 10 g	生姜 2 片	甘草 6 g
黄连 6 g	天麻 15 g	泽泻 15 g	川芎 10 g

水煎至 450 mL,150 mL/次,3 次/d,三餐前温服。

患者胃脘痛未发,头痛逐渐缓解,自行停药,1 个月后回访已痊愈。

按 董老认为患者初以胃痛为主,之后胃脘痛消失,而以头重如裹,心烦,胸闷脘痞,舌质红、苔黄厚腻,脉弦滑为主,辨证当辨为痰热上扰之头痛。而无论是胃痛还是头痛、失眠、呕吐、眩晕,但凡其病机关键为痰热阻滞之证,均可运用温胆汤加减治疗,充分体现了"有是证,用是方"的治疗方法,体现了方证对应的辨治思想。

6.脾虚夹湿型

患者,男,30 岁,2012 年 10 月 26 日初诊。

主诉:腹胀、腹痛 1⁺月。

现病史:腹痛,手心、脚心发热,纳差,偶尔口苦,大便不成形,舌黯红胖大有齿痕,苔白腻,脉弦滑。

辨病:胃脘痛。

辨证:脾虚夹湿。

治法:健脾化湿,和胃止痛。

处方:参苓白术散加减;7 剂。

太子参 10 g	白术 12 g	甘草 6 g	干姜 8 g
半夏 10 g	陈皮 12 g	茯苓 15 g	防风 10 g
厚朴 10 g	黄芩 10 g	藿香 10 g	

二诊:2012 年 11 月 2 日复诊,患者服药后,腹胀、腹痛症状大减,喉咙有痰,吐之不出,吞之不下,大便好转,舌黯红,胖大有齿痕,苔白腻,脉弦滑,时有两胁胀满不适感。

处方:柴胡疏肝散加半夏、陈皮;7 剂。

柴胡 10 g	香附 10 g	川芎 10 g	甘草 6 g
半夏 10 g	太子参 10 g	生姜 2 片	大枣 3 枚
黄芩 10 g	苍术 10 g	厚朴 10 g	陈皮 12 g

三诊:2012 年 11 月 9 日复诊,患者诉胃胀满不适基本消除,双眼有轻度痒涩不适,睡眠质量较前明显好转,情绪平静,舌老,脉沉滑,便溏已除。

处方:效不更方,去黄芩,加北沙参;7 剂。

柴胡 10 g	香附 10 g	川芎 10 g	甘草 6 g
半夏 10 g	太子参 10 g	生姜 2 片	大枣 3 枚
北沙参 10 g	苍术 10 g	厚朴 10 g	陈皮 12 g

服 7 剂后,患者未再复诊,电话回访称已痊愈,动态观察 1 个月,症未再复发。

按 患者平素嗜食肥甘,加之情绪暴躁,致肝郁化火,横逆犯胃,胃阴耗伤,口苦、口干、舌黯红。脾胃虚弱,水谷不化精微,反生湿浊,故出现纳差,大便不成形,苔白腻。初诊后,脾胃虚弱已有起色,二诊以肝气郁结不畅、气机不顺为主,当以疏肝调理气机,同时继续加强去痰除湿,疏肝解郁之力量,所以以柴胡疏肝散为疏导,继续巩固疗效,最终治愈。

7. 气滞阴虚型

患者,女,70 岁,2012 年 11 月 21 日初诊。

主诉:胃脘部疼痛、腹泻。

现病史:胃脘部疼痛,腹泻,纳眠差,舌黯红,苔薄白微腻,脉弦细。

诊断:胃脘痛。

辨证:气滞阴虚。

治法:理气养阴,和胃止痛。

处方:益胃汤合金铃子散加减;7剂。

麦冬15 g	白芍12 g	北沙参12 g	甘草6 g
当归12 g	元胡12 g	川楝子10 g	生地10 g
佛手15 g	香橼12 g	百合15 g	炒枣仁15 g

水煎至450 mL,150 mL/次,3次/d,饭前温服。

二诊:2012年12月13日复诊。患者诉服药后,胃脘部胀痛症状大减,大便黄软而成形,睡眠改善,纳差。舌黯,苔薄白,脉弦。

处方:在一诊方的基础上去生地、香橼,加砂仁、炒麦芽、炒谷芽、党参。

砂仁6 g	半夏12 g	白芍12 g	炒麦芽15 g
炒谷芽15 g	党参12 g	麦冬15 g	甘草6 g
当归12 g	元胡12 g	川楝子10 g	佛手15 g
百合15 g	炒枣仁15 g		

水煎至450 mL,150 mL/次,3次/d,饭前温服。

服药7剂后,患者未再复诊,电话回访称已痊愈,动态观察3个月,未再胃痛,纳食可。

按 董老认为患者为老年女性,有阴虚之本,加之纳差加腹泻,化源不足且又有丢失,故阴虚胃失滋养之胃痛,拟法以养胃阴、理气和胃止痛为主,之后胃痛、腹泻渐减,而以纳差突出,故治法除养阴生津、理气和胃外,加用健脾醒脾之法,处方与治法充分体现了方证对应的辨治原则。

8. 气滞湿阻型

患者,女,62岁,2014年3月19日初诊。

主诉:胃痛1⁺月。

现病史:胃痛,呃逆,食后头汗多,胃痛彻背,腰酸背痛,便时有不成形,梦多,入睡尚可,血压高自我可控制,手臂无力,食可,情绪差,舌黯,苔白腻,脉微弦。

诊断:胃痛。

辨证:气滞湿阻。

治法:疏肝理气,健脾化湿。

处方:柴胡疏肝散加减。

柴胡 10 g	白芍 12 g	川芎 10 g	枳壳 12 g
陈皮 12 g	甘草 6 g	香附 10 g	半夏 10 g
厚朴 12 g	茯苓 15 g	生姜 3 片	黄芩 10 g
川楝 10 g	元胡 12 g		

二诊:2014 年 4 月 2 日复诊。胃镜示慢性浅表性胃炎 2 级,胃黏膜脱垂。患者诉食后胃胀偶痛,口干,眠差,呃逆,近几日反酸,腹胀气,矢气,胃痞满痛时彻背,头昏,腰痛,便不成形,晨起手足麻,情绪可,乏力,舌黯胖大,苔白腻,脉沉弦。

处方:效不更方,加黄芪、泽泻、黄连。

黄芪 15 g	泽泻 10 g	厚朴 15 g	黄连 6 g
白芍 15 g	柴胡 10 g	川芎 10 g	枳壳 12 g
陈皮 12 g	甘草 6 g	香附 10 g	半夏 10 g
茯苓 15 g	生姜 3 片	黄芩 10 g	元胡 12 g

三诊:2014 年 4 月 9 日复诊。患者诉胃不痛但胀,无呃逆,大便黄软成形,肩痛,腰痛,乏力,怕冷,动则汗出,易感冒,舌胖苔少,脉弦滑。

患者肝气舒畅,胃脘痛减,故祛风除湿。

处方:效不更方,去柴胡、泽泻、川芎、厚朴,加防风。

香附 10 g	苏梗 10 g	甘草 6 g	麦冬 15 g
白芍 12 g	当归 12 g	元胡 12 g	黄芩 10 g
北沙参 12 g	葛根 15 g	黄芪 15 g	白术 12 g
防风 10 g			

四诊:2014 年 4 月 16 日复诊。患者诉腹胀气不痛,头晕,肩痛减弱,怕冷减弱,眠差易醒,反酸,便干不易解,汗出,脉沉甚,舌黯,苔少。

处方:天麻钩藤饮加减。

天麻 12 g(吞服)	夜交藤 15 g	甘草 6 g	麦冬 15 g
白芍 15 g	当归 12 g	玄参 10 g	桔梗 10 g
黄芪 15 g	白术 12 g	防风 10 g	佛手 15 g
蒲公英 20 g	枣皮 12 g		

按语:节假日期间,滋腻饮食,饮食不节,作息无规律,成为节假日的通病,且多伤及脾胃、肝脏,机体多处于阴阳失调状态,予调畅气机为主,故以柴胡疏肝散加减治疗,疏肝理气,调畅气机。

二、腹　痛

1. 痰浊内阻、肝郁脾虚型

患者,女,62 岁,2012 年 9 月 6 日初诊。

主诉:脐周痛 1^+ 月。

现病史:下气满,脐周痛,肛门坠胀,汗出多,舌绛,苔薄白,脉弦。

诊断:腹痛。

辨证:痰浊内阻,肝郁脾虚。

治法:健脾化湿,疏肝理脾。

处方:半夏厚朴汤合痛泻要方;7 剂。

当归 12 g	白芍 15 g	半夏 10 g	陈皮 12 g
茯苓 15 g	甘草 6 g	黄芩 10 g	蒲公英 20 g
厚朴 10 g	白术 12 g	川芎 10 g	防风 10 g
沙参 10 g			

水煎至 450 mL,150 mL/次,3 次/d,餐前温服。

二诊:2012 年 9 月 13 日复诊。患者诉脐周疼痛明显好转,汗出减少,仍有轻度肛门坠胀,舌红,少苔。效不更方,继予 7 剂。患者未再复诊。电话随访称已痊愈。

按　肝郁痰湿之候多有病史较长、痰去缓慢的趋势,本例患者治疗后症状明显改善,说明治疗方案很好,效不更方,连续使用原方,以除痰、泻肝实脾、缓急止痛、调解肝脾等治疗方案执行。

2. 肝郁气滞型

患者,女,51 岁,2014 年 3 月 20 日初诊。

主诉:脐下痛 1^+ 月。

现病史:脐下痛,夜间 2—3 点饥饿感明显,舌头麻木无知觉,大便难解,感气不足,既往体虚,舌黯红,苔白腻,脉弦。胃镜检查示慢性浅表性胃炎、十二指肠炎。绝经半年余。

诊断:腹痛。

辨证:肝郁气滞。

治法:疏肝解郁,理气止痛。

处方:柴胡疏肝散加减。

柴胡 10 g	枳实 10 g	甘草 6 g	香附 10 g
白芍 15 g	川芎 10 g	当归 12 g	茯苓 15 g
厚朴 15 g	半夏 10 g	生姜 3 片	黄芩 12 g
北沙参 12 g			

二诊:2014 年 4 月 24 日复诊。患者诉诸症减,脐周胀痛较前减轻,压痛减轻,舌麻、口干较前好转,梦多,舌黯,苔黄厚腻,脉细弦。

处方:柴胡疏肝散加减。

枳壳 12 g	石菖蒲 12 g	太子参 12 g	当归 12 g
白芍 15 g	川芎 10 g	半夏 10 g	厚朴 15 g
茯苓 15 g	生姜 3 片	黄芩 12 g	柴胡 10 g
甘草 6 g	香附 10 g		

三诊:2014 年 4 月 24 日复诊。诸症减,脐周胀痛,上方有效,腹痛胀气,鼻干塞,咽痒,便稀,口干,舌黯,苔黄厚腻,舌边常有溃疡白点。

处方:柴胡疏肝散加减。

枳壳 12 g	黄连 6 g	太子参 10 g	茯苓 20 g
当归 12 g	白芍 15 g	川芎 10 g	半夏 10 g
厚朴 15 g	生姜 3 片	黄芩 12 g	柴胡 10 g
枳实 10 g	甘草 6 g	香附 10 g	

按　董老针对肝胃不和之腹痛,常使用柴胡疏肝散加减。肝主疏泄,喜条达而恶抑郁,其经脉布胁肋,循少腹。若情志不遂,木失条达,而致肝气郁结,而见胁肋疼痛,甚则脘腹胀满;肝失疏泄,则情志抑郁;久郁不解,肝失柔顺舒畅之性,则情绪急躁易怒;肝气横逆犯胃,胃气失和,故嗳气;脉弦者,亦为肝郁不舒之征。遵"木郁达之"之旨,治当疏肝以解郁,行气以止痛。本方为疏肝解郁之代表方。方中柴胡味苦、辛,性微寒,归肝、胆经,功擅条达肝气而疏郁结,《药品化义》云"柴胡,性轻清,主升散,味微苦,主疏肝",故为君药。香附味微苦、辛,性平,入肝经,长于疏肝理气,并能行气止痛;川芎味辛气温,入肝、胆经,能行气活血、开郁止痛,二药共助柴胡疏肝解郁、行气止痛之效,同为臣药。陈皮理气行滞而和胃,醋炒以入肝行气,枳壳行气止痛以疏肝理脾;芍药、甘草养血柔肝,缓急止痛,俱为佐药。甘草兼和药性,又作使药。诸药共奏疏肝解郁、行气止痛之功。

三、久　泻

患者,女,71 岁,2014 年 4 月 10 日初诊。

主诉:大便溏薄伴腹胀 1 年。

现病史:大便次数多,不成形,进食后反酸甚,身觉发热,失眠,入睡困难。舌质瘀紫,苔白微腻。

诊断:泄泻。

辨证:肝郁脾虚。

治则:疏肝解郁,活血止痛。

处方:当归芍药散。

当归 12 g	白芍 12 g	川芎 10 g	茯神 15 g
白术 12 g	赤芍 12 g	炒枣仁 20 g	太子参 12 g
淮山药 15 g	麦冬 15 g	元胡 12 g	甘草 6 g

每天 1 剂,水煎至 450 mL,150 mL/次,3 次/d,饭前 30 min 温服。

二诊:2014 年 4 月 17 日复诊。服药 7 剂后复诊,患者诉进食后不久或紧张后易大便,大便不成形,睡眠较前好转,血糖控制可,右上肢麻,双下肢浮肿,舌质紫,苔白腻,脉弦滑。

处方:效不更方,加酸枣仁汤;7 剂。

酸枣仁 20 g	川芎 10 g	茯苓 15 g	当归 12 g
白芍 15 g	白术 12 g	淮山药 15 g	甘草 6 g
黄连 3 g	黄芪 15 g	麦冬 15 g	

三诊:2014 年 4 月 24 日复诊。腹泻较前好转,双下肢肿,手麻,怕热,舌质紫,苔白腻,脉弦。

处方:酸枣仁汤合当归芍药散;7 剂。

酸枣仁 20 g	川芎 10 g	茯苓 15 g	当归 12 g
白芍 15 g	白术 12 g	淮山药 15 g	甘草 6 g
黄连 3 g	黄芪 20 g	麦冬 15 g	北沙参 12 g
丹参 15 g			

未再复诊,数月后因他病求诊,上述症状未再出现。

按　董老说当归芍药散见于《金匮要略》,由当归、芍药、川芎、泽泻、茯苓、白术组成,具有调和肝脾、活血利湿之效,为肝脾同治方。肝脾之间关系密切,肝藏血,主疏泄,脾统血,主运化而为气血生化之源,肝脾两脏在生理上有密切联系,脾胃的升降、运化有赖于肝气的疏泄。由此可见,肝病传脾,脾病传肝,肝脾二脏在病变上相互影响。而当归芍药散是肝脾两调之方,主要从肝入手,兼入血分,可利湿,但以治血为主,结合本例患者大便不成形,入睡困难,身热,舌质瘀紫,考虑瘀血,本方重用芍药以敛肝止痛,白术、茯苓健脾益气,佐当归、川芎调肝养血。诸药合用,共奏肝脾两调、补虚渗湿之功。

四、嘈 杂

患者,女,56 岁,2014 年 2 月 26 日初诊。

主诉:胃脘嘈杂 1$^+$月。

现病史:胃脘嘈杂、胃脘灼热隐痛,脐周胀,呃逆,食后甚,常有情志不遂,眠差,动则汗出,口干,便可,舌面有 5~6 个深紫血疱,苔少有裂纹,脉沉细微数。

诊断:嘈杂。

辨证:肝郁气滞,气阴两虚。

治则:疏肝理气,益气养阴。

处方:柴胡疏肝散加减。

柴胡 10 g	川芎 10 g	白芍 12 g	枳壳 12 g
香附 10 g	甘草 6 g	麦冬 15 g	太子参 12 g
当归 12 g	淮山药 15 g	半夏 10 g	厚朴 12 g
炒枣仁 15 g			

二诊:2014 年 4 月 9 日复诊。患者诉腹胀、呃逆明显减轻,胃嘈杂、胃脘灼热隐痛消失,近期因受凉后感头身沉重,胃复又嘈杂,干呕,两胁不适,二便可,舌黯有瘀斑,苔薄白腻,脉沉弱。

处方:香苏散加减。

香附 10 g	苏梗 12 g	陈皮 12 g	半夏 10 g
厚朴 12 g	茯苓 12 g	生姜 3 片	当归 12 g
赤芍 12 g	白芍 12 g	甘草 6 g	白术 12 g

三诊:2014 年 4 月 16 日复诊。患者诉头身困重、干呕消失,感冒已愈,但感胃脘隐痛,精神紧张,无嘈杂、呃逆,二便可,怕冷,汗多,舌微黯有瘀斑,苔黄腻,脉细

沉弦。

处方:柴胡疏肝散加减。

柴胡 10 g	赤芍 12 g	当归 12 g	川芎 10 g
枳壳 12 g	陈皮 12 g	甘草 6 g	香附 10 g
黄芩 10 g	元胡 12 g	半夏 10 g	厚朴 12 g
茯苓 20 g	生姜 3 片		

四诊:2014 年 4 月 23 日复诊。患者诉胃隐痛基本消失,情绪明显好转,已无嘈杂、脐上不适,稍感口干,口苦,身怕冷,自汗减少,便微稀,舌黯有瘀斑,苔白黄腻,脉沉细。

处方:柴胡桂枝汤加减。

柴胡 10 g	半夏 10 g	太子参 12 g	甘草 6 g
黄芩 10 g	生姜 3 片	大枣 3 枚	桂枝 10 g

按 本例患者为中年女性,常有情志不遂,有肝郁之基础,久则犯脾碍胃,故嘈杂、胃脘灼热隐痛,脐周胀,呃逆,予之柴胡疏肝散,服药后病情得以控制,渐趋痊愈,在 1⁺ 个月后患者突感风寒,寒湿困阻胃腑及清窍机体,病情有所反复,且夹有表寒,故用香苏散加减以理气和中、疏散风寒。三诊后患者感冒已愈,但感胃脘隐痛,精神紧张,畏寒,汗多,舌微黯有瘀斑,苔黄腻,提示肝郁复现,夹瘀热,且表寒仍残留,故以柴胡疏肝散疏肝理气除湿止痛,伍以解表驱寒、和胃降逆的生姜。四诊时患者胃隐痛基本消失,情绪明显好转,已无嘈杂、脐上不适,但有口干,口苦,身怕冷,仍有汗出,故以柴胡桂枝汤化裁,以和解少阳、解表驱寒。服药之后诸证缓解。

第三节　内科杂病验案

1. 胸 痹

患者,女,62 岁,2015 年 5 月 14 日初诊。

主诉:胸闷、心胸痞塞不适 6$^+$月。

现病史:胸闷甚,心胸痞塞不适 6$^+$月,伴潮热汗出,头晕,喘则张口抬肩,前胸后背刺痛,不冷,有乳腺增生病史,舌黯,苔白黄厚腻,脉沉涩。

诊断:胸痞。

辨证:少阳枢机不利。

治则:疏肝解郁,健脾燥湿。

处方:小柴胡汤加减;7 剂。

柴胡 10 g	赤芍 10 g	半夏 12 g	太子参 10 g
甘草 6 g	黄芩 10 g	瓜蒌壳 15 g	厚朴 15 g
茯苓 20 g	川芎 10 g	枳壳 12 g	香附 10 g
黄连 6 g	鸡血藤 15 g	生姜 3 片	

每天 1 剂,水煎至 450 mL,150 mL/次,3 次/d,饭前 30 min 温服。

二诊:2015 年 5 月 21 日复诊。患者诉胸胁痛减,潮热,面汗多,口苦,便可,舌红,苔少且中根部黄腻,脉弦。

处方:小柴胡汤加减;7 剂。

甘草 6 g	生地 10 g	麦冬 15 g	女贞子 10 g
旱莲草 10 g	黄芩 10 g	半夏 10 g	茯苓 15 g
丹皮 12 g	柴胡 10 g	枳实 10 g	丹参 15 g
连翘 12 g			

每天 1 剂,水煎至 450 mL,150 mL/次,3 次/d,饭前 30 min 温服。

三诊:2015 年 5 月 28 日复诊。患者诉胸痛、胸闷明显减轻,潮热减,面汗多微减,口干,已无口苦、乏味,情绪改善,便时干时稀,舌红,苔白黄腻,脉细微弦。

处方:小柴胡汤加减。

大枣 4 枚	浮小麦 30 g	生地 12 g	甘草 6 g
麦冬 15 g	女贞子 10 g	旱莲草 10 g	黄芩 10 g
半夏 10 g	茯苓 15 g	丹皮 12 g	柴胡 10 g
枳实 10 g	丹参 15 g	连翘 12 g	

每天 1 剂,水煎至 450 mL,150 mL/次,3 次/d,饭前 30 min 温服。

四诊:患者诉胸痛、胸闷较前又有明显减轻,潮热改善明显,偶遇汗出,口干、口苦、乏味好转,情绪明显改善,大便时干时稀,舌红苔薄白,脉微弦。三诊方再予 7

剂。随访身体渐好,偶有潮热汗出,余症已解。

按 患者胸胁痞塞胀满,气喘不得卧,潮热汗出,头晕,为小柴胡汤证。少阳病证,邪在半表半里之间,汗、吐、下三法均不适宜,唯有用和解之法。本方中柴胡味苦,性平,入肝、胆经,功效透解邪热、疏泄胸胁之经气,黄芩清泄邪热,法夏和胃降逆,太子参、甘草固扶正气,抗外邪,生姜、大枣和胃气、生津。使用以上方剂后,可使邪气得解,少阳得和,上焦得通,津液得下,胃气得和,有梳理气机、透邪解热的功效。

2.头 痛

患者,女,45 岁,2012 年 12 月 20 日初诊。

主诉:头痛 3 个月。

现病史:头痛,头重如裹,神困不清,心烦,多梦,胸闷脘痞,舌质红,苔黄厚腻,脉弦滑。

诊断:头痛。

辨证:痰热痹阻清窍。

治法:逐痰开窍。

处方:温胆汤加减;7 剂。

陈皮 15 g	半夏 10 g	茯苓 20 g	枳实 15 g
竹茹 15 g	胆南星 10 g	生姜 3 片	甘草 6 g
黄连 10 g	天麻 15 g	泽泻 20 g	川芎 15 g

水煎至 450 mL,150 mL/次,3 次/d,饭后 1 h 温服。

二诊:2012 年 12 月 27 日复诊,患者诉头痛明显缓解,神清,记忆力有所恢复,心烦、多梦好转,胸闷不适明显较前改善,舌质仍红,苔黄腻,脉弦。

处方:效不更方,枳实改为枳壳,加石菖蒲;7 剂。

陈皮 15 g	半夏 10 g	茯苓 20 g	枳壳 15 g
竹茹 15 g	胆南星 10 g	生姜 3 片	甘草 6 g
黄连 10 g	天麻 15 g	泽泻 20 g	川芎 15 g
石菖蒲 10 g			

水煎至 450 mL,150 mL/次,3 次/d,饭后 1 个小时温服。

患者复诊时诉头痛逐渐缓解,已自行停药数天,1 个月后回访病告痊愈。

按 董老认为诊治疾病的核心在于辨证论治。若辨证准确,无论是头痛、失眠、呕吐、眩晕，但凡其核心病机为痰热上扰、痰火内盛均可运用温胆汤加减治疗。温胆汤中用半夏燥湿化痰，降逆和中止呕，消痞散结；竹茹清热化痰，除烦止呕；枳实行气消痞，化痰消积；佐以陈皮理气燥湿，茯苓健脾利湿；用甘草并加大枣作使药，可益脾和胃而协调诸药。方中枳实与半夏配合，使化痰降逆之功尤著，竹茹与陈皮相配，使和胃理气效更强。在此方基础上加用胆南星、石菖蒲、天麻以强化逐痰开窍，醒神息风，泽泻分利湿热，黄连清热燥湿，川芎活血宣痹祛瘀。全方温凉并用，清热而不寒，化痰而不燥。

3. 耳　鸣

患者，男，42岁，2013年4月4日。

主诉：耳鸣闭塞、头胀 1^+ 月。

现病史：一周前经五官科检查无异常，察其形体尚盛，苔黄腻而润，脉濡数。询其病史，大便不实半年余，多每天2次。

诊断：耳鸣。

辨证：脾胃虚弱，湿热蕴蒸。

治法：泄热除湿，甘温补脾，以利清窍。

处方：半夏泻心汤加减；5剂。

法夏 10 g	黄连 5 g	黄芩 10 g	干姜 3 片
党参 12 g	炙甘草 6 g	大枣 6 枚	陈皮 10 g

服5剂，耳鸣减少，腻苔渐化。继服7剂，耳鸣消失，大便成形。随访半年未发。

按　本例乃脾胃虚弱，湿热蕴蒸，浊气上升而致耳鸣。《素问》曰："头痛耳鸣，九窍不利，肠胃之所生也。"故取半夏泻心汤甘温补脾，泻热除湿，加陈皮以调畅气机。待脾胃调和，热清湿化，耳鸣顿失。

第四章

医话集萃

中医心理学源流与展望

中医心理学作为一门独立学科的提出,是在20世纪80年代,但在这之前却有着长达数千年的孕育过程。它的主脉发自中医学,而它在孕育、形成和发展的每个历史时期都不断地吸收着中国历代文化的养分,又不断地用于临床实践,因而形成了不同于其他心理学派的独特的理论及实践模式。在欧洲黑暗的中世纪,医学心理学发展极其缓慢,而中医学中的医学心理学思想却发展到了相当的水平。研究中医心理学史,既有中医学今天的实践价值,也具有心理学发展史上的历史意义。

我国在这方面的研究工作,20世纪30年代、50年代时,曾有少数学者对心理治疗史等问题有过涉猎,对某些心身疾病史做了一些初步的发掘。但遗憾的是,20世纪50—80年代这方面研究反而停滞不前,使中医心理学史研究处于一个空白阶段。20世纪80年代起,以王米渠为代表的弘扬中医心理学的一批仁人志士提出了中医心理学的概念,并开始对中医心理学史进行研究。现将他们研究的成果阐述如下。

一、中医心理思想古代史

(一)中医心理思想的萌芽期

在两三百万年前的远古时期,地球上出现了人类。在中国,北京周口店龙骨山出土了50万年前的"北京人"化石,这是我们祖先早期生活的证据。

周口店北京人遗址位于北京城西南的房山区周口店龙骨山(中医的龙骨,为哺乳动物的骨骼化石,产于内蒙古、山西、河北等。因为在该山上龙骨非常多,故名龙骨山)。龙骨山1921年由瑞典人首先发现,1927年开始在这里挖掘,1929年我国考古学家发现了第一个完整的北京人头盖骨化石,是约60万年前的猿人头盖骨。这些猿人定名为北京猿人,属直立人。

伴随着生物的进化,人的心理活动不断向高级阶段发展,产生了愈来愈复杂的心理活动。1930 年,在龙骨山又发现了山顶洞人文化遗址。山顶洞人文化遗址的底层直接堆积在北京人遗址的第一层上。山顶洞人是大约 1.8 万年前在北京地区生活着的一种远古人类。从头像上不难发现,山顶洞人与北京人有着明显的不同,但跟现代人模样没有多少区别,他们有了下巴,前额隆起,眉骨低平,嘴部后缩,脑容量与现代人的平均量已经一致。山顶洞人的身体结构与现代人类很接近,基本上脱离了人类进化中的猿人阶段。他们由于劳动而在不断进化,懂得磨制加工,把兽骨兽牙、石珠、蚌壳做成装饰品,钻孔处还被染成红色,联成串作为装饰品佩戴在身上,死后作为随葬品。这说明山顶洞人已有了一定的审美观念。

人类进化的一个最重要的结果,就是心理的发展。在自然界中,躯体大、体力强于人类的动物何其多,然而智力上人类却超过任何动物,这是生物进化的胜利。人类在从动物向现代人进化的过程中,明显地表现为四肢、躯体的变化,而脑和头、面部也相应变化,思维心理也得到发展。人类心理活动的主要器官是脑,它对心理活动的发展变化有着极其重要的作用。据考古资料证明,大约在 50 万年以前,北京人的头骨在外形上已与猿有明显的差别,北京人的头骨比猿高,前额比猿隆起,眉脊比猿稍低,明显地接近现代人。北京人平均脑容量为 1075 mL,现代人平均脑容量在 1400 mL 左右。

在漫长的岁月里,人类不断与自然界做斗争,在艰苦的生活环境中,疾病对人类的威胁是很大的。人类为了生存,就必须与疾病做斗争,于是医学就随之而产生,当然也就萌发了原始的医学心理思想。在远古,由于社会生产力非常落后,生活相当艰苦,疾病多,针药知识又缺乏,使用语言行为进行治疗是最方便、最容易的,所以心理治疗的产生比其他治疗方法的产生都早。

研究远古时期的医学心理思想,主要是从历史的传说、考古学资料和民族学资料的研究,即尚未完全开化,现仍带有原始社会痕迹的少数民族的资料来进行考察等实现的。其他如地质学、宗教学等方面的资料,也有一定的参考意义。

1. 物　品

原始人用兽齿等物作装饰品,表明了爱美的心理;在山顶洞人化石周围,还洒有赤铁矿粉,说明对病人或者是死者有着某种祝愿仪式,以表示避邪扶正、祝福期望、安慰怀念等,这些都是原始医学心理思想的起源。原始人的心理思想,还可从当时妇女的服装反映出来。青海省大通回族土族自治县上孙家寨出土的"舞蹈纹彩陶盆"是距今 5000 年的新石器时代的舞蹈纹陶盆,是目前发现的最早的舞蹈文物。该盆图案的人物形象是相当讲究服饰的,如头上梳着发辫,身着下及膝部的长裙,在后襟下端还有一个较长的尾饰。图案刻画出了一群正在歌舞的母系氏族妇女的形象;图案亦可理解为原始人以舞来恢复身心健康,除病祛邪的场面。这个理解可从《吕氏春秋·古乐》证明:过去古代的人"民气郁闷而滞著,筋骨瑟缩不达,故作舞以宣导之"。舞蹈对疏解郁气、畅达筋脉、调理心身确有好处,而且容易施行,较原始的民族多舞多歌也可以说明这点。

2. 古文字中的记载

古文字指春秋战国以前的文字,主要是甲骨文和金文。甲骨文是利用龟甲兽骨而刻写的文字;金文是镌刻于古代钟鼎上的文字。

记载较多的如"巫"与"祝",说明当时心理治疗是主要的医疗形式。巫,在甲骨文中的字形是左右两"人",表示两人在跳舞。以跳舞的形式降神,向鬼神祷告,达到治疗疾病的目的。祝,在甲骨文中的字形像一个人跪在神主前拜神、祷告。祝是祭祀的仪式,通过祭祖敬天来祝福人类,包括捉妖除鬼而治病。

另外还有"心""思"的记载。"心"在甲骨文中的字形像解剖的心脏,说明当时已有解剖知识了。金文也记有心的形象。古人认为,凡人的精神活动都与心有关。这里起码说明古人已意识到精神有赖于物质的实体。"思",在金文中的字形表示人的脑盖囟门未合,还表示颅骨间结缔组织的纹理。思谓"深通",下面便是心字,说明人们进行"思"这种活动,需要"心"与"脑"的密切配合。

除此之外还有"梦"的记载。在古文字中,梦的字形像人依床而睡,以手指目,说睡梦中有所见,形象地表达了梦的经过、动作及猜想。殷人常用梦卜凶吉,占命论病。在原始社会里,人们对梦无法认识,就认为有"灵魂""鬼魄""神灵"附着在人体上;也认识到噩梦频繁,梦境使人恐怖生畏,是一种病象。

3. 巫 医

巫,在甲骨文中的字形是左右两"人",表示两人在跳舞。《说文解字》中解释为女人能"以舞降神"。

巫医就是通过一定的仪式与鬼神相通,乞求神的保佑,驱除鬼怪,为人治病的人(巫不完全等于医),故古"医"为"毉",说明当时对疾病的治疗基本上依靠巫医。

在巫术文化中,心理治疗是其主要的医疗形式,从甲骨文"巫""祝"的字意可窥见一斑。

巫医治病是在某种仪式下通过语言劝告、安慰和祝愿等使病人心情平静。他们通过舞蹈等方式转移病人对病痛的注意力,增强病人战胜疾病的信念,这样自然利于调动本能的积极性,对治愈疾病起到一定的作用。巫医治疗疾病的实质是以心理治疗为主的一种原始医学的萌芽。

在远古时期,社会生产力非常落后,医学尚未萌芽,科学知识贫乏,生活艰苦,疾病众多。古人在同大自然做斗争的过程中,往往把不能解释的自然现象视为是神的意志,将人的死亡与疾病也归之于神的意志,看作是神灵惩罚、恶魔作祟。因此,在疾病、死亡的挣扎中就得求助于神,治病手段就是祈祷神灵的保佑和宽恕或驱鬼、辟邪。当人们创造"神"这个精神万能者后,崇拜它,举行迷信活动,自发地使用了精神因素来抵抗疾病,便产生了蒙昧的心理治疗,这也是在当时医药缺乏的年代最简单、最容易的疗法。所以,巫祝这种心理治疗的产生比砭石、针刺、艾灸或药物治病早得多。在有文字记载以前,就已有关于巫祝治病的传说。因为治疗疾病要求助于神,要驱逐鬼,于是产生了能通鬼神的专职人员——巫医。当时的人们认为巫能与"鬼""神"通话,能传达神的意志。

巫医治疗一般用祈祷和祝由等方法,通过解说分析疾病的起因,然后加以明言开导或行为诱导,来解除或减轻病人的心理压力,调整病人的情绪和精神活动,以达到治疗疾患的目的。

《山海经》记载:"有灵山,巫咸、巫即、巫盼、巫彭、巫姑、巫真、巫礼、巫抵、巫谢、巫罗十巫。"这十巫就是根据以前巫祝治病活动的史实流传下来的,他们都是心理治疗史上早期的代表人物。

刘向《说苑》中有一则治疗疾病的事,说的是苗族的巫医苗父对轻重不同病人,通过一套巫祝仪式治疗,病人皆康复。这颇有"集体心理治疗"的场面。他的医术主要形式是用管乐歌舞,以草扎狗畜替病患驱邪;他向北面进行祈祷,念咒语,不论是被扶来看病的或走来看病的患者,都很快恢复如健康的人一样。这就是原始的心理治疗方法。

以上事例说明我国医学的起源为巫祝。

巫医的产生不仅在我国,在世界文明发展较早的国家也都出现过。在古埃及、古希腊均有巫医的记载。古希腊病人求巫者多于求医,在《荷马史诗》中常见有巫医之事。在日本,相传人类的祖先是大已贵命(治疗之神)和少彦名命(健康之神)两个神巫。当时常将疾病归为邪神鬼灵作祟,通过巫祝而治之。

巫医是否能治病?确实有一定疗效,一方面,通过利用尊仰可得到祖先和鬼神保护的心理,有助于激发病人的正气;另一方面,通过咒骂恶魔,赶走病邪,以求得平安的心理,转移病人的注意力,具有暗示的作用。这两方面均有利于疾病的康复,可以认为是"扶正"与"祛邪"的原始思想。当然,这种形式是极原始的,之后又添上了宗教的色彩。

《黄帝内经》对巫医治病做了解释,《素问·移精变气论》专门讨论了这个问题。黄帝说:我听说远古时期治病唯一的或者说主要的方法是使人改变精神,通利气血,疾病是通过祝由的方式治好的。同时在《素问·移精变气论》中也认识到祝由的方法适合上古之人的治疗,是因为上古之人巢居穴处,追逐生存于禽兽之间,靠形体运动以御寒,到阴凉之处以避暑,内无眷恋思慕累其精神,外无追逐名利以劳其形体,处在这种清静的环境中,则精神外以内守,邪气不能深入侵犯,故患病时既不需要药物治其内,也不需要针石治其外,只用祝由移易精神、变利气血的方法病就可治愈。

随着时代和生产力的发展,人们的生活方式不断改变,疾病变得复杂,巫医祝由单一的治疗已显得疗效有限,不再灵验了,加上巫医治疗本身就有着浓厚的神秘色彩和原始意识,是和医学的发展不相容的。所以,巫与医开始逐渐分化,以药物为主导的医疗活动逐渐形成,取替了巫祝治病。整个过程为:巫医治病—巫、医分化与并存—医取代巫。从古代"医"字构成中"巫"(毉)变为"酉"(醫:酉——酒,药酒、汤药)也说明了这个过程。古代著名的医家扁鹊有六不治的观点,"信巫不信医"为六不治之一。

在中医基础理论体系形成时,以巫医治疗为主的形式基本已被医药针石代替。《黄帝内经》中所谈治法主要是针石治病,其出现的篇目要远多于祝由心理疗法出现的。《素问·五脏别论》曰:"拘于鬼神者,不可与言至德;恶于针石者,不可与言至巧;病不许治者,病必不治,治之无功矣。"如果是一个迷信鬼神的病人,他是信巫不信医的,就不能给他讲医学道德;如果是一个不愿接受针石治疗的病人,就不能给他讲针石的技巧;如果是一个有了病而不许医治的病人,就必定不能治好,即使勉强给他治疗,也只是劳而无功。

隋唐以后,医学逐渐分成十三科,祝由为其中一科,以后每朝几乎都设有这一科,并有这方面的专职人员。《隋书》载"祝咒博士二人"。《唐六典》载"禁咒师二人,禁咒医八人,禁咒生十人"。清代将祝由科排斥在外,但民间依然流传。直到现在,偏僻的地方仍有流传。

在巫向医转化的过程中,巫医早期的一些原始的医学心理思想随着医取代巫而不断进步,被继承下来。《黄帝内经》一书的出现,标志着以医药为主体的医学已经战胜了巫术,医学已经冲破了巫术的束缚,进入了新的发展阶段。但在《黄帝内经》中却有着丰富的原始心理思想,是对前人心理治疗的总结和继承。

这里我们还应特别注意区分后世声名狼藉的"巫"与医学心理思想萌芽时期的"巫",不可混为一谈。随着时间的推移,巫医后来逐渐分为两个部分:一部分逐渐发展,转变为以针药治疗为主的医学,另一部分则停滞以致没落。转变为以针药治疗为主的医学这部分,把人类早期原始的医学心理思想继承下来,成为中医理论体系中的一个组成部分,对后世中医心理思想的发展起到承上启下的作用。所以,对巫医的祝由应根据历史阶段具体分析,一概地肯定或者否定都不是科学的态度。

(二)中医心理学理论的形成期

中医心理思想的形成标志——成书于战国至秦汉时期的《黄帝内经》的问世。

春秋战国时期是我国历史上科学发展的一个辉煌时代。诸子蜂起,百家争鸣,学术思想非常活跃。这为中医理论的形成,为中医心理思想的形成奠定了好的基础。

1.诸子的医学心理思想对《黄帝内经》的影响

孔子是儒家的鼻祖。孔子认为情绪是一种本能,这对以后形成的病因七情学说有一定影响。孔子认为情绪必须不偏不倚、平顺和谐,这是讲究心理卫生的基本尺度,因为情绪太过与不及均可伤身致病。这种思想对中医养生之道"适情志"有示范的意义。

孟子主张"养心莫善于寡欲",与《素问·上古天真论》中"志闲而少欲"一脉相承。

荀子说:"水火有气而无生,草木有生而无知,禽兽有知而无义,人有气、有生、有知,亦且有义,故最为天下贵也。"他认为水火、植物、动物、人处于不同的"心理阶梯"。他在探求人的本质特征。

老子主张清静无为、柔弱退让,这种思想对中医的养生之道影响最大。他主张在养生上要清除杂念,集中专一,形神合一,故人们常将道家的静坐、中医的养生功追溯到老子。老子曰:"甘其食,美其服,安其居,乐其俗。"《素问·上古天真论》曰"美其食,任其服,乐其俗",语句与老子《道德经》的极相似,很像其直接翻版。在养生方面,老子恬淡的养生思想,在医学心理学中是很值得研究的。老子"见素抱朴,少私寡欲"的养生思想中,突出了以静养为主。这与中医的"静则神藏,躁则消亡"有一定的联系。老子说:"高者抑之,下者举之。"《黄帝内经》也有"高者抑之""下者举之"等气机的治疗原则。以七情病而论,"恐则气下",宜升举之,举其不足之气,升其下陷之阳;"怒则气上",应选用降气疏肝之品,降其气逆,疏其怒气,使之"冲气以为和"(老子)。

《左传》中的医学心理学思想在诸家中最为丰富,它对《黄帝内经》的影响更大且更为直接。表现:①六情病因。《左传》十分重视心理因素在疾病发生过程中的作用。"民有好恶喜怒哀乐",这是引起疾病的因素,是《黄帝内经》中"九气"、《三因极一病证方论》中"七情"的直接源头。②心理病机。《左传》注意到心理因素在病理过程中起着重要作用。如《左传》中记载:"楚子重伐吴",失利之后,"楚人以是咎子重,子重病之,遂遇心疾而卒"。这是一个心理因素致病的很好范例。③心理卫生。《左传》认为哀乐思虑等不节制、不适当,就可造成疾病。④智能障碍。《左传》记载:"周子有兄而无慧,不能辨菽麦。"菽即豆类,这是根据辨析相似事物的差异来鉴别智力。

《周易》早在2000多年前就被列为群经之首,成为我国学术之源,也是中医学的直接源头。它对心理现象的认识具有东方传统心理学思想的突出特点,从某个意义上说,中医心理学思想也是按这个框架展开的。《周易》对心理学贡献有三点,即情绪特征、行为特征和疾病调理。

2. 医家的心理治疗充实了中医的心理学理论

(1)医和、医缓。医和、医缓都是春秋时秦国的名医。医和很注重心理因素在疾病治疗过程中的重要作用。《左传》载:医和诊断晋平公的病是一种严重的精神病,为不治之症,并深刻地阐述病因不是由于鬼神,也不是由于饮食,而是由于心病丧"志",是由好色纵欲引起的,并指出其危害性。医缓是稍后于医和的一个医家,注意到梦寐、心境与疾病的关系。在春秋战国时代,巫与医已有了分化,巫医治病的局限性愈来愈明显,人们对巫医的信任开始动摇了。《左传》载:晋景公病,由于召巫治无效,忧愁日惧,使病加重。晋景公请秦国良医医缓来治病。在医缓来之前,晋景公做了一个噩梦,梦到一个病邪在说:是医术很高的医生,他带来了针药来给晋景公治病,有可能会伤害我们,我们往哪里逃好呢? 另一个病邪说:我们都在肓之上,膏之下,名医能拿我们有什么办法呢? 医缓给晋景公诊查之后说:你的疾病很重,很难治,因为病邪在肓之上,膏之下,针药到不了那个地方,所以很难治。医缓在解释疾病时,正迎合了晋景公的心态,晋景公:你才是真正的医术高明的医生。他觉得医缓找到了根本,很相信他,同时也增强了治疗疾病的希望。

(2)扁鹊:是战国时期杰出的民间医学家。扁鹊的医学心理学思想主要体现在《史记》里。扁鹊提出了著名的"六不治"。骄傲横蛮不讲理,一不治;轻身重财,二不治;衣食不能调适,三不治;阴阳失调,脏气不定,四不治;体虚不能服药,五不治;信巫不信医,六不治。一、二、六条包含了一些医学心理学思想。在"一不治"中,指出患者若是骄傲的人,尤其是达官贵人,不积极配合医生治疗是治不好病的。在"二不治"中,身体与钱财相比较,视财如命、爱财不爱命的患者,不予治疗。在"六不治"中,对于相信巫术、信奉鬼神能治病而不信医能治病的患者,也不予治病。

扁鹊被后人作为"神医"的象征,在历史上还有关于他的神话传说。如鲁公扈与赵齐婴心身特点不同而互换心的故事。二人有疾,同请扁鹊求治。扁鹊认为公扈志强气弱,多谋难断,而齐婴志弱气强,少虑伤专,两者心身特点恰好相反。若互换其心,使心身特征保持一致,那么疾病就好了,且有利于健康。扁鹊遂予二人毒酒,迷死三日,剖胸探心,易而置之,投以神药。互换心脏在今天也是不易之事,在古代则更难以想象。但这个传说主要说明人的心理特点与躯体特征的矛盾问题。当然,这里的心不是指实体的心,而是指性格心理特征。这个故事说明了扁鹊重视心身特点的观察与调理。

(3)卢氏:为战国时代著名的医生,他注重语言心理治疗。《列子》记载了一个故事,说的是季梁得病,其子先后请了三位医生医治。第一位医生是矫氏,矫氏按照老一套看病,说:你这是寒温不节,虚实失度,是饮食不节、七情不和、房事过度所致,病虽不重,可用攻法。虽然矫氏用"可治"的话语安慰病人达到治疗目的,但结果适得其反,不能找准真正病因,反而激怒了患者。季梁认为他和所有一般庸医一样,赶走了矫氏。第二位医生是俞氏,俞氏说他的病是从先天带来的,不是一朝一夕而得的,是慢慢表现出来的,不能治好。俞氏注重从病史上分析,回避人们通常用的套话,但始终没有对疾病提出相应的措施,而且以治不好作为定论,这在一定程度上引起患者悲伤。季梁虽没反感,但也未打动他,因此只是对俞氏有点好评而已。第三位医生是卢氏,卢氏说此病的产生非上天、非鬼神,是由禀赋而成,人有普遍的个体心身差异,因此药石不能治愈,若能真正地按照自己的心身特点进行调理,疾病就会痊愈。通过他的一番分析,病人认为有理,因而产生了语言治疗的最佳效果,没有用药物治疗,疾病自愈。

从以上三个医生的治疗来看,他们分别用不同的语言方法治病,产生的效果各不相同。

(4)文挚:是战国时宋国的名医。《吕氏春秋》记载:齐王生病,让人请文挚来看病,请了三次,文挚答应来但一直没有来,齐王对此很生气。最后文挚终于到了,不脱鞋就上床,鞋子还踩着齐王的衣服,然后问齐王的病。齐王非常生气不和他说话,文挚就说了一些很重的话激怒齐王,齐王大怒而起,病就好了。但齐王认为文挚冒犯了他,处死了文挚。

因为文挚诊断齐王的疾病为忧郁病,确定可以通过情志相胜治疗,怒胜思。文挚冒着生命危险去激怒齐王,使齐王难以忍受而大怒,从而达到了治疗目的,但也造成了"冤案"。

3.《黄帝内经》中的医学心理学理论

(1)《黄帝内经》中心理学理论形成的背景。

《黄帝内经》成书于春秋战国到秦汉时期,不是出自一人之手,也不局限于某一时代。《黄帝内经》的成书是我国科学技术史上的一件大事,在我国医学发展上具有划时代的意义。这部巨著囊括了战国以前到秦汉间主要的科学成就,是以医学为主体的科学百科全书。因为当时是个学术争鸣的时代,学科交叉渗透,而且当时的学术并不是像现在一样的分类。所以,用今天的观点看,《黄帝内经》是以医学为主的,包含有其他学科知识的百科全书。比如有现代基础学科的数学、天文学、地理学、生物学等内容;有应用科学的气象学、物候学、食品学、农学等;有社会科学的哲学、逻辑学、历史学、社会学、伦理学等;有横向学科系统论、控制论、信息论思想等。

春秋战国时期对心理现象的认识已有一定的水平,当时的心理学思想的特点是兼容并蓄、互相融合,是哲理说和生物本体说的结合,是普通心理学思想与应用心理学思想并行。古代哲学家对心理的认识离不开对人身体和人生理功能的认识,这对医学心理学的发展起到促进作用,加上医学家的大量医疗实践,丰富了医学心理学思想。

《黄帝内经》大量地涉及心理学的基本问题,其中医学心理学思想极其丰富,并具有相当的系统性。据统计,《黄帝内经》162篇中,从篇名到主要内容讨论心理学有关问题的达32篇。大约在以下篇章中体现出心理学的内容(表4-1)。

表4-1 《黄帝内经》篇名中心理学思想的系统性

中医心理学 基础理论		阴阳整体论:《四气调神大论》《阴阳应象大论》
		水火五行论:《阴阳二十五人》《五运行大论》
		心主神明论:《灵兰秘典论》
		脏象五志论:《六节脏象论》《宣明五气》
		四象八卦论:《九宫八风》
		九气气机论:《举痛论》《忧恚无言》
对心 理学 基本 问题 的认识	个体 人格 特征	意识倾向:《论勇》《师传》《示从容论》
		能力:《官能》《本神》《师传》
		性格:《寿夭刚柔》《通天》《阴阳二十五人》
	现时 精神 状态	注意状态:《大惑论》《上古天真论》《宝命全形论》
		情绪体验:《忧恚无言》《刺志论》
		安危应激:《大惑论》《上古天真论》
	心理 过程	认知过程:《本神》《八正神明论》
		应对过程:《本神》《刺志论》
中医心理学 临床		病因病机:《血气形志》《忧恚无言》
		诊断:《征四失论》《疏五过论》《八正神明论》
		辨证:《示从容论》《血气形志》
		心理治疗:《刺志论》《移精变气论》《刺禁论》
		心神疾病:《癫狂》《气厥论》《周痹》
		养生调神:《四气调神大论》《宝命全形论》《上古天真论》

（2）《黄帝内经》对心理学基本问题的认识。

《黄帝内经》对心理学的基本问题有广泛的认识,有的篇章记载了心理过程,有的是通过实例来分析心理现象,有的是零星的散论,有的却有相当的系统性,如《灵枢·通天》的人格、《灵枢·本神》的认知过程等。这些说明当时对心理现象的认识已有一定的水平。如对心理特征的认识:按照阴阳气的多少分为少阳、太阳、阴阳和平、少阴、太阴"五态人";《灵枢·阴阳二十五人》对感觉、知觉、记忆、言语、思维、想象、创造等都有认识。

（3）《黄帝内经》初步奠定了中医心理学的理论基础。

《黄帝内经》标志了中医理论体系的形成,其中的心理学思想可以认为其奠定了中医心理学的理论基础。这一点已为许多国内同行所重视。《黄帝内经》所包括的中医心理学的基本理论观点可以概括为以下几个方面,它也是中医认识心理的特点。

阴阳整体论 这是中医认识心理现象的总纲。"阴平阳秘,精神乃治;阴阳离决,精气乃绝。"人体必须经常保持阴阳的协调,在内的阴气和平,在外的阳气固秘,这样身体才能强壮,精神才会充实。如果阴阳分离不相交,就失去了生化的机能,精气也就会逐步衰败,神志活动就会失常,以致危及整个生命。正常的心理活动是阴阳和谐的集中表现,而阴阳失调就会出现精神活动的异常。这是中医认识生命现象的一个基本理论,也是认识心理现象的一种基本理论。

水火五行论 五行相生相克,是中医的基本理论,《黄帝内经》亦用之解释复杂的生理现象、复杂的心理现象及心理病机。木、火、土、金、水依次相生,分别配合五脏;怒、喜、思、忧、恐这五种情志分属于五脏,在五行规律的指导下相生相克。用五行五志相胜治疗情志的病变,如在《素问·五运行大论》中提出了情志相胜的心理治疗,五行相胜便为心理治疗实践上的典型应用。

心主神明论 《黄帝内经》汇合了诸子百家对心理现象的认识后,系统地提出了心主神明的理论。人的精神、意识、思维活动主要是心的功能。《素问·灵兰秘典论》:"心者,君主之官,神明出焉。"君主有至高无上的权力,对国民有主宰作用,即用君主比喻心在人体中的重要作用和心主持人的精神、意识、思维活动的功能。

脏象五志论 《素问·宣明五气》提出了脏象五志论,心藏神、肺藏魄、脾藏意、肝藏魂、肾藏志,就是说人的心理现象分为五个方面,并与内脏联系起来,可以从五志正常与否来推测脏腑的生理情况。同样也可以从机体变化推测心理情况,如脾藏意,意包含记忆的内容,对某些智能低下、记忆减退的情况可以通过实脾来治疗,例如宋代采用的归脾汤即有此义。

九气气机论 《黄帝内经》中九气气机论是心理疾病的病因病机的重要论述。九气即喜、怒、思、悲、恐、惊六种情志因素加上劳、寒、热三种因素对气机的影响(表4-2)。

表 4 - 2 《素问·举痛论》九气病机

三因	九气	气机	病机病证
情志内伤	喜	气缓	喜则心气和缓,志意畅达,有助于气血和调,营卫通利。但若大喜、暴喜则会伤心,使心气过缓,以致涣散,不能率血上奉心神而见疯癫神乱等
	怒	气上	怒为肝之志,大怒、暴怒会使肝气上逆,血随气而上逆,故症见面红目赤,甚则呕血
	思	气结	心有所存,神有所归,正气留而不引
	悲	气消	悲则心气抑郁,心系拘急,心血失于宣通,肺叶胀大而不能正常宣降,上焦气闭不通,荣卫不能布散,气郁胸中而生热,"壮火食气"故气逐渐消损
	恐	气下	恐为肾之志。肾藏精,恐伤肾则精气内损,不能正常上奉于心,上下不交,上焦之气闭塞,失于正常宣通,气郁于下,致下焦胀满
	惊	气乱	大惊使人心神散乱,思虑活动不能正常进行,阴阳气血紊乱,心无所倚,神无所归,虑无所定
不内外因	劳	气耗	喘息汗出,外因皆越
外因	寒	气收	腠理闭,气不行
	热	气泄	腠理开,荣卫通,汗大泄

综合上述观点,可以看到《黄帝内经》中医心理学思想具有相当的系统性,是中医理论体系的重要组成部分。可以认为《黄帝内经》初步形成了中医心理学理论基础。

(4)《黄帝内经》系统提出了中医心理学的实践纲领。

《黄帝内经》对中医心理学临床实践的各个方面均有论述。

病因病机:认为情志因素是致病因素,主要是使人的气机失常而致病。

心理诊断:《黄帝内经》十分强调四诊中的心理因素。在《素问·疏五过论》中严肃批评诊断时忽视心理因素的错误:第一过失,不识病人社会经济地位变化造成"脱营""失精"(因精神刺激所致的虚劳证)的疾病。第二过失,不知情志乐苦对形体损伤的严重性。第三过失,忽略精神因素而迁就病人,医嘱难行。第四过失,在切诊和问诊中忽视男女性别、情怀郁结、忧恐过度等问题。这种医生只能称为"粗工",诊断失误,何疾能中?

在望、闻、问、切四诊中强调了要注意病人的精神因素。

辨证论治:如在《素问·示从容论》中对两个具体病例的辨证,提出了从容辨证有数层意义。第一层是考察患者的心理、社会因素;第二层是切脉诊断方法,以静观细察为贵;第三层是辨证思维方法,要有基本功,掌握大的原则,要善于类比推理,同时要灵活运用,才能从容辨证,进退自如。说明医生要有好的心理素质。

具体疾病:《黄帝内经》中涉及大量的心神疾病,诸如失眠、多梦、健忘、癫狂、郁证等。对癫狂,《灵枢·癫狂》是专篇。《素问·阳明脉解》论述了它的表现:"弃衣而走,登高而歌,或至不食数日,逾垣上屋,所上之处,皆非其素所能也。"相当于现代医学的精神分裂症。

心理治疗:在《素问·阴阳应象大论》《素问·五运行大论》中就提出过情志相胜的治疗方法,即"悲胜思,……恐胜喜……喜胜忧……思胜恐……怒胜思"。此种治疗方法利用五行相胜的原理,用一种情志调节相应所克的情绪,而达到较好的疗效。

《素问·移精变气论》是《黄帝内经》以心理治疗为名的专篇,它以祝由和移精变气为治疗方法,利用转移病人情绪,改变病理心理状态,变利气血,以达到治疗疾病的目的。

《灵枢·师传》很精炼地阐述了心理治疗的道理:"人之情,莫不恶死而乐生,告之以其败,语之以其善,导之以其所便,开之以其所苦。"人之常情,没有一个人不怕死,也没有一个人不喜欢很好地活的,医者要告诉他疾病变坏的后果,用诚恳的言语劝慰他,告诉病人该怎样配合医生进行治疗,要让病人把苦恼讲出来,开导他。这是心理治疗经典性的引证。

针、药疗心病:《黄帝内经》中主要是针灸治疗心理疾病,同时也运用药物治疗。《黄帝内经》中只有十三方,其中就有治疗心理疾病的专方和兼方。如著名的生铁落饮,治疗因怒发狂的疾病颇有疗效,生铁落饮理、法、方、药齐备。近代张锡纯据此方创立一味铁养汤,并在此基础上发展了治癫狂的方剂,近年来精神病医院也有用此方治癫狂。此外,《黄帝内经》还提示了治疗失眠等的方剂。

养生调神:《黄帝内经》中养生调神的思想极其深刻,内容相当丰富,泽被后世。从篇首的《上古天真论》《四气调神大论》,足以见到《黄帝内经》中对养生调神的重视。《四气调神大论》从篇名到内容都明确地阐明和强调了顺时令而调节个人情绪为养生之要,积精而全神,神与形俱,达到"精神内守"的状态,防病健身,尽终"天年"的观点。

总之,《黄帝内经》系统地提出了中医心理学,在中医心理学发展史上占有极为重要的地位,为今天中医心理学发展奠定了很重要的基础。

(三)中医心理学理论发展与实践活动

1. 汉代、三国时期——心理疾病临床辨证体系的确立期

(1)《伤寒杂病论》奠定了心理疾病临床治疗的基础。

东汉末年张仲景所著的《伤寒杂病论》,是一部奠定中医学辨证体系的临床著作,它也奠定了心理疾病临床治疗的基础。张仲景强调心身调理的治疗思想,把精神情志的异常变化作为诊断辨证的重要依据;并论述了很多与心理因素有关的疾病,而且有完整的理、法、方、药,至今仍然是治疗心理疾病的常用方剂。如《伤寒杂病论》中的百合病(想吃不能吃,想行不能行,想卧不能卧,神志不宁,沉默少语,似热不热,似寒不寒,口苦,尿黄)是典型的心理疾病,用百合知母汤等方治疗。《伤寒杂病论》中虽然没有明确提出以心理治疗的方法,但在治疗疾病的过程中注意心身调理的思想却是很明确的。但遗憾的是,亦如六经辨证一样有法有方,却没有医案流传下来。《注解伤寒论》载张仲景不仅在诊断上对恐惧和羞愧有细致辨析,而且提供了治诈病的思想。张仲景根据患者表情尴尬,言语謇涩,痛苦不定等征象判断诈病。他对诈病如此深刻的见解,想必有许多验案作为基础,然而张仲景所述的以诈治诈法直至明代张景岳才有验案保存下来。《伤寒杂病论》时期是心理疾病临床辨证体系的确立期。

(2)汉代心理学思想。

汉代比较重视医学,曾对古医经和古经方进行系统整理,这对秦、汉以前医学心理学思想也是一个大总结。《汉书·艺文志·方技略》是我国现存最早的一部文献目录,它是东汉班固所撰《汉书》中的一篇,著录了西汉时国家所收藏的各类图书,是我们了解上古到西汉末年这一时期学术文化发展变化的重要参考资料)记载了房中术等涉及一些临床心理和心理卫生方面的内容。西汉时期的淮南王刘安、东汉时期的董仲舒及王充在医学心理学方面论述了心理病因、心理病机、癫狂和节欲养生等方面的内容。在东汉末年,涌现了许多杰出的医学家,除了张仲景,华佗不仅在外科技术上有很高的水平,在心理治疗上也有很高的水平。比如在《古今图书集成医部全录》中记载了华佗治疗心理疾病:有一个郡守病甚,让华佗为他看病,

华佗诊完脉以后告诉他的儿子说,这个病不是一般的病,是瘀血留在腹中,只有当大怒的时候使他吐血,病才会好,不然没有生的希望,我要骂他。他儿子说,如果能治好,可以,然后把他父亲的一些过错告诉华佗。华佗就写信骂这个郡守。郡守大怒,派兵去抓华佗,但是没有抓到,郡守气得吐了一升多血,他的病就好了。

本案记录的是华佗心理治疗的病案,他认为瘀血留在腹部这个病一般疗法不行,要用心理治疗。华佗掌握了权贵者多自尊,易于激怒的心理特点,先抓住其短处,留下书信痛骂了郡守一通,大大激怒了他。"怒则气上",血随气逆,郡守吐出了瘀血而病愈。在1800多年前有这样高超的心理治疗技术是值得称道的。

《神农本草经》是我国第一部药学专著,其中包含着丰富的医学心理学思想,对治疗心理疾病的药物有明确的记载,它对医学心理学的主要贡献是记载了很多的益智方药。如朱砂"味甘,微寒,主身体五脏百病,养精神,安魂魄,益气明目……久服通神明,不老,能化为汞"。朱砂通过重镇虚怯治疗心悸怔忡,通过清心安魂魄而疗不眠,通过心肾相交调和阴阳而养精神,对于慢性心神疾病有良好的作用。又如菖蒲,认为它能"开心孔,补五脏,通九窍,明耳目,出声音,久服轻身,不忘不迷或延年",有益智作用。

2. 晋代至隋唐——中医心理学的纵深发展期

这个时期的医学在分科理论和实践上更为突出,也呈现了首次医学文献的集大成。此时期医学心理学思想也有纵深发展的趋势。这个时期的佛学、道学以及玄学对心理学思想、医学心理学影响很大。如孙思邈就融合了道、儒、佛三教的思想于一身。

晋代王叔和的《脉经》标志着中医诊断学的成熟,其中也有丰富的诊断心理学思想。如:"(脉)浮洪大长者,风眩癫疾。大坚疾者,癫病""左手关后尺中阴实者,肾实也,若恍惚健忘……刺足少阴经""关上脉微浮,积热在胃中……心健忘"。

对于心理与疾病的关系,这个时期有广泛的认识。最著名的一个故事是《晋书·乐广传》中的"杯弓蛇影"。说的是从前有个做官的人叫乐广,有一天,乐广请他的朋友在家里大厅中喝酒。那个朋友在喝酒的时候,突然看见自己的酒杯里有一条小蛇的影子在晃动,他心里很厌恶,但还是把酒喝了下去。喝了之后,心里一直不自在,放心不下,回到家中就生起病来。乐广得知这位朋友生了重病,就问他的病是怎么得的。朋友才说:"那天在您家喝酒,看见酒杯里有一条小蛇在游动。当时恶心极了,出于礼貌,就闭着眼睛喝了下去。从此以后,就老觉得肚子里有条小蛇在乱窜,总想呕吐,什么东西也吃不下去。"乐广想,酒杯里怎么会有小蛇呢?但他的朋友又分明看见了,这是怎么回事呢?于是,他就跑到那天喝酒的地方去察看。原来,在大厅墙上挂有一把漆了彩色的弓,那把弓的影子,恰巧投映在朋友酒杯中,清晰地随着酒液晃动,像一条小蛇在游动。乐广马上用轿子把朋友接到家中。请他仍旧坐在上次的位置上,仍旧用上次的酒杯为他斟了一杯酒,问道:"您再看看酒杯中有什么东西?"那个朋友低头一看,立刻惊叫起来:"蛇!蛇!又是一条小蛇!"乐广哈哈大笑,指着壁上的雕弓说:"您抬头看看,那是什么?"朋友看看雕弓,再看看杯中的蛇影,恍然大悟,顿时觉得浑身轻松,心病也全消了。书中对这种疑病的病因、病机与诊断过程都有完整的记载,后来成为心理治疗的经典论述。

隋代巢元方的《诸病源候论》记载了婴幼儿心身发展"变蒸学说",即婴幼儿在出生后 576 天内,每 32 天一变,每 64 天一蒸,身体和心理都有新的变化。

唐代孙思邈心身健康,活了 100 多岁。他第一是重视胎教变蒸学说,了解婴幼儿心理成长状况,了解人的心理成熟情况。第二是重视心理病机。《千金要方》中讲:"心气虚则悲不已,实则笑不休。心气虚则梦救火,……心气盛则梦喜笑及恐畏,厥气客于心,则梦丘山烟火。……怵惕思虑则伤神,神伤则恐惧自失。……心脉急甚则为瘈疭,……缓甚则为狂笑,……邪在心,则病心痛善悲,时眩仆……忧愁思虑则伤心,心伤则苦惊,喜忘善怒……"当情志过度时,易造成心病的诸种证候,相反机体失调也可出现某种特征和梦幻。悲、笑等异常情志的变化也作为心病虚实辨证的依据,最后以笑、忧等之间的变化关系来分析阴阳、水火的病机。孙思邈在主述心病病机的基础上,还分别列出了心病虚实寒热证治诸方。如"治心实热,惊梦,喜笑恐畏,悸惧不安"用竹沥汤,相反,"治心不足,善悲愁恚怒,面黄烦闷,五心热,或独语不觉,咽喉痛,舌本强,冷涎出"用茯苓补心汤。从这里我们可以看到,孙思邈在心理病症的辨证论治上有理、法、方、药的连贯性、统一性,它对后世脏腑辨证有较大影响。第三是养性,注意心理卫生。孙思邈享有百余岁的高寿,以"养性"概括其自身养生之道。"养性"有两种意思,一是调养性情,讲究心理卫生;二是要养成习惯,习以为性。孙思邈在养性方面推崇"五难"说法。五难即"名利不去,为一难;喜怒不除,为二难;声色不去,为三难;滋味不绝,为四难;神虑精散,为五难"。这五难中有四难都涉及精神方面的调理,就是说养性的首要问题是心理卫生。第四是集益智方剂之大成。孙思邈在前人的基础上,收集整理益智方药有很大的进步和提高。如果与《神农本草经》比较,可以看到《千金要方》的进步有从笼统的论述到具体的说明,从泛论的记载到分门别类的归纳整理,从单味药物的论述至复方方剂的配伍,提出了证治的范围。《千金要方》将药物分门别类地进行归纳,其中与益智等心理问题相关的类别有:明目、补养心气、益肝胆、通九窍,以及定"惊痫"、治"失魂魄"等;健忘类药物归纳有远志、菖蒲、人参、茯神等。

孙思邈不仅活了100余岁的高寿,而且到老年还保持有著书立说的智力,这除了先天的禀赋等原因之外,也应考虑到与益智方药的调理有关。他在《千金要方》中创造和收集治好忘方十六首,第一要方是"枕中方"。药用龟甲、龙骨、远志、菖蒲。对于病后恢复体力、智力和调理情志方面的方剂就更多了,如远志汤、甘草丸、人参丸、大远志丸、安心汤等。

总之,从以上几个方面,可以看出孙思邈在个体心身发展方面的深入认识,在五脏辨证中心理病机的阐发,系统地提出养性和对心理卫生的强调,在益智方药的收集整理等方面都是有所建树的,在中医心理学问题发展史的长河中有承前启后的作用,为纵深发展时期的代表人物。

这个时期,还有王焘、王冰等大医家对心理学做出了贡献。此时的医书记载心神方面的疾病更为丰富,有躁狂、抑郁、精神分裂症、癫痫、歇斯底里、神经衰弱、酒精中毒、痴呆、诈病、口吃、儿童神经机能障碍等十几种精神方面疾病。同时,此时期医家对个体心身发展的分期理论也十分突出。另外,隋代太医署没有祝由科,官方称祝由科的医生为"心神医生",由此可见医学心理学纵深发展的情况。

3. 宋、金、元时期——中医心理学发展史上的高峰期

这个时期是中医心理学发展史上的高峰期,从以下几个方面表现出来。

(1)设立医书局,校对经典,汇集文献,收集方剂和药物,使丰富的心理学知识得以保留和发挥。

宋朝对医学比较重视,设立了"校正医书局",系统地将古代经典著作及隋唐医书进行校订,使得古医籍中的心理学内容能够保存下来。

(2)太医署设"祝由科";元代医学分为13科:大方脉科、杂医科、小方脉科、风科、产科、眼科、口齿科、咽喉科、正骨科、金疮肿科、针灸科、祝由科、禁科。

(3)"七情"学说成熟,金元四大家各有创新。

宋代陈言在《黄帝内经》阴阳说、九气说、五志说等学说的基础上,提炼散载于《肘后方》《诸病源候论》《千金要方》《外台秘要》等中对情志病因、心理病机的认识,著《三因极一病证方论》,明确提出了七情学说,即喜、怒、忧、思、悲、恐、惊七种

情志因素是导致疾病的重要因素。这是中医对心理疾病病因病机认识的一个突破。

金元时期,在医学上涌现了金元四大家(刘完素、张从正、李东垣、朱震亨)。宋、金、元医家思想是解放的、敢于创新的。他们在各自的学术著作中体现了医学心理学思想。

(4)临床各科重视心理因素。宋、金、元时期临床各科全面发展,也包括了临床各科对心理思想的深入认识。

在内科方面如南宋的张杲《医说》专立了"心疾健忘"篇,其他医家在内科疾病上也列了不少如心疾、癫、狂、梦、寐、多忘等类,即当时心理疾病已经形成专门类别。

在妇科方面,宋医家陈自明的《妇人大全良方》在胎教、经、孕、产等方面都涉及心理因素,如经——"调七情""怒伤",孕——"思虑过伤""惊胎""子烦方",产——"产后癫狂方论""产后狂言谵语方论"等。

在儿科方面,钱乙论小儿惊痫时,有对心理因素的认识和心理病机的分析。

在针灸方面,在对"得神""失神"及"刺神"的心理认识上,宋、金、元医家都在前人的基础上有所前进。

在法医方面,宋慈的《洗冤录》记载了许多法医中涉及的有关心理的问题。

在方剂方面,宋、金、元医家治疗心理疾病的方剂就更多了。

(5)心理治疗的高峰期。以张从正、朱震亨为代表。张从正为"攻下派"的开创者,也是杰出的心理治疗大师,他也应该在世界心理治疗史中占有重要的一席之地。张从正的《儒门事亲》中不仅有心理治疗的专篇论述,而且有心理治疗医案 10例,这不仅在数量上多,而且其心理治疗理论深刻,设计周详,治疗得法,创建颇多。如在《儒门事亲》中记载:卫德新的妻子,在旅途中寄宿于客栈的楼上,当夜遇盗贼放火抢劫,受到惊吓,从床上摔下来。从此以后她只要听见有一点响声,便会惊倒,不省人事。因此家人行动都蹑手蹑脚,不敢碰出一点声响。这种病态一年多不能解除,许多医生多从镇静安神治疗,用人参、珍珠及定志丸之类均没有效果。张从正诊断之后说:"惊属性为阳,是从外入的;恐属性为阴,是由内生的。惊是自己不知道的、忽然发生的,恐是自己知道惧怕而产生的。足少阳胆经属肝木,胆与果敢之气有关,惊恐害怕可以伤胆。"于是叫两个侍女抓住卫德新妻子的两手,按在高椅之上,面前放置一小茶几。张从正说:"娘子请看这里。"便用木块猛击小茶几,妇人大惊。张从正忙解释:"我用木块击茶几,有什么可惊慌的呢?"待她稍平静后,又击一次,引起的惊恐就轻缓些了。再等一会儿又连续这样击了三五次。以后又用木杖击门,进一步叫人在她背后划窗户,病人逐渐能够安定,不仅不惊恐,而且笑了起来。卫德新问:"这是什么治法?"张从正说:"《黄帝内经》指出:对惊病应使其平和。'平'也可以理解为平常,平常习见,就不会惊恐了。当天晚上又叫人敲击她的门窗,从傍晚一直到天亮。惊恐气乱,神气浮越不宁,我从下面击茶几,使其下视,以便于神气内收。"这样一两天之后,即使听到打雷妇人也不惊惧了。卫德新素来对张从正无好感,从此以后终身信服,如果有人说张从正医术不好,他甚至会去和别人打架。张从正采用的便是心理治疗。为了让她明白惊恐产生的原因,先叫她对面坐下,木击茶几,她甚为惊恐,当说明了原因后,惊恐程度减弱,这样反复多次,明显见效,以后改从背后划窗户,进一步夜晚击门窗,都能闻声不惊,破泣而笑,取得很好疗效。张从正此案心理治疗水平很高。他构思完整,层次井然,用切实可行的简单办法,逐渐深入,步步引导,效如桴鼓,使瞧不起他的卫德新不得不信服他。"惊则气乱,恐则气下",张从正用击木并使她往下视的方法,让她明白惊恐产生的原因,达到使浮越之神气收摄的目的。思属脾土,五行学说认为恐属肾水,脾可以制约肾水,故思可以胜恐,此即是情志相胜的心理治疗案例。如果以现代国外盛行的行为治疗来看,这个病案近似于现代的系统脱敏疗法:即先找出产生惊恐的原因,通过表演充分暴露他所恐惧的事物,"脱"其对声音"过敏"的恐畏心理,逐渐地松弛其反应,最后完全抑制恐惧,达到治疗效果。

张从正《儒门事亲》成书于公元 1228 年,比 1958 年提出系统脱敏疗法的沃尔佩的《交互抑制心理疗法》早 730 年。他俩居于世界东西两方,能不谋而合,说明无论是东方还是西方,对人的心理现象的认识是相通的,对人的心理疾病的治疗也是相通的。这也同时说明发掘祖国医学心理治疗方面的宝藏是有着广阔前景的。

朱震亨的心理治疗方法也是值得称道的。朱震亨的老师是心理治疗的高手,他心领神会,超过了他老师。朱震亨的学生贾思诚在"情志相胜"心理疗法方面也有着独有的造诣。

4. 明清时期（公元 1368—1911 年）——中医心理学的曲线发展期

（1）明代。此时期,医学总的特点是平缓发展,在其文献集成、心理治疗、心理病理、各科临床等方面均有一定发展。明代的医学心理学成绩表现在以下几个方面。①文献集成方面,明代有明显上升趋势。经典著作整理方面,以张景岳的《类经》为代表,药物汇集以李时珍的《本草纲目》为标志。他们集成数量之多、质量之高,为当时的泰斗,对医学心理学的文献和治疗有一定的贡献。除此之外,《医方类聚》除了列多眠、七情等神志疾病类外,还专列了"省视养目"以讲究用脑保健;《东医宝鉴》汇集了心理治疗理论,提倡讲究调神养心,对健忘、癫狂、梦泄有深入的认识,并附有众多的方剂。②临床各科的心理思想也有一些新的理论,并取得许多新经验。比如明代内科发展有一个突出特点,就是对郁证的研究;在眼、齿、咽喉等科系中的医学心理学思想也有所发展。总之,医学心理学在明代的发展较为平缓,但还是取得了一定的成绩。

(2)清代。1840 年鸦片战争爆发后,西医传入中国,这对中医是一个冲击,当时心理学有以下特点。

出现了一些中西医的汇通学派,这些学派的医家也看到了东方医学中的心理学思想与西方医学心理学思想的差异,并不时涉及这两种学术思想的汇通。最典型的是王清任的"心"与"脑"的汇通,他认为人的思维在脑而不在心。

温病学派的兴起。中医心理学思想也有一定的发展,主要是因为温病学派的兴起丰富了医学心理学思想。温病学派注重在温病发展过程中的神志异常问题,将神志异常作为温邪深入的重要标志。

清代医学类书、丛书、全书、医案汇编等集成颇有成效,当时的"文字狱"使医学心理学文献集成形成高峰。比如《续名医类案》中七情疾病记录达 357 例,《古今医案按》汇集情志病、精神病 137 例等,所以清代名医的心理学思想都较为丰富。清代在诊断方面的发展突出,其中在心理诊断方面也有相应发展。有的医家还提出了七情脉。七情学说在清代更为普及,不少医家把七情病列为专门项目进行研究,在医书中汇编七情病案,有的列"情志门",有的列"神志门",医家还普遍论述七情病的病因病机。在外科和妇科方面也重视情志因素,所以在当时提出了"女子以肝为先天"的重要理论。

总之,清代医家的心理学思想是有一定特色的,他们不仅将心理因素考虑到疾病的诊断方面,也较广泛地运用于疾病的治疗、预防、养生等方面。

二、中医心理学的近现代史:1840 年至今

1. 中医心理学的近代发展

近代史表明,1840 年西医、现代心理学传入我国,对中医及中医心理学思想冲

击很大,中医心理学思想在近代基本上没有发展。

2. 中医心理学的现代发展

在新中国成立前,中医心理学的研究处于零散状态,研究内容也仅涉及个别问题;新中国成立后,心理学领域基本是学习苏联的心理学,但党和国家关心中医的发展,使中医从新中国成立前的被压抑、被排斥下解放出来,为中医心理学学科的建立打下一个好的基础。

进入 20 世纪 80 年代,中医界的有识之士提出了建立"中医心理学"学科,他们在中医学的学术思想基础上,在中医心理学理论与临床两个方面做了大量的工作。他们汇编了一批文献、资料;试办了专科杂志;召开了十余次地方性、全国性、国际性的学术会议;建立了中国民间中医药研究开发协会下属的全国中医心理学学会、中国中西医结合学会心身医学专业委员会、中国中医心身医学研究会(但多次上报申请成立中国中医药学会下属的中医心理学学会未成功);出版了一批中医心理学专著和多个一本院校(14 个)协作编写的中医心理学教材;部分中医院校开设了中医心理学的讲座等。自此以后,中医心理学学科不断发展,不少的医学心理学专家出国讲座都是讲中医心理学的内容。外国医学心理学界对中医心理学非常感兴趣,据说,国外很多心理学者比较重视老子的心理学思想,对《道德经》非常感兴趣。我们接待了两批国外的心理学专家,与他们座谈后可以看出他们对中医心理学非常感兴趣,他们觉得中医很多东西很玄妙,对中医心理学在临床上较好的疗效也非常关心。在世界提倡采用"自然疗法"的今天,中医心理学的理论和临床实践受到世界的瞩目。

(1)学会:贵州省中医心理学研究会于 2001 年成立,为贵州中医心理学的科研、理论研究、教学探讨、临床经验交流建立了一个平台。2002 年由南京中医药大学、山西中医学院、贵阳中医学院等院校发起,在贵阳成立了"全国中医高等教育研究会中医心理学分会",14 个省 24 个单位(贵州的未算)的专家和教师参加了成立大会,为全国中医心理学的发展和相互协作打下了良好的基础。

(2)心理学专业:2001 年 11 月贵阳中医学院建立了医学人文系,并建立了临床心理学专业,2002 年秋季招生 70 多人。在中医院校中,安徽中医学院最早在 2001 年建立医学心理学专业,2002 年春季招生;第二个是南京中医药大学,也是 2001 年建立医学心理学专业,2002 年秋季招生;贵阳中医学院在中医院校中是第三个申报这个专业的。西医院校当时专门开设医学心理学专业的不多。2003 年山东中医药大学、天津中医学院、新乡医学院、安徽医科大学、天津医科大学等院校都建立了应用心理学专业,并招收了学生。

在 2002 年,我们向教育部申报并批准了应用心理学(临床心理学方向)的第二学士学位的资格,贵阳中医学院在全国中医院校中是第一个设心理学第二学士学位的。

(3)教材建设:中医心理学的第一本教材是 1986 年 12 月由 14 家中医院校协作编写出版的,但不是每个中医药院校都开了这门课。以后各个中医院校凡开有中医心理学的课或者是讲座的,都是自己院校自编教材。到了 2000 年,医学院校的毕业生职业医师考试有医学心理学的内容,各中医院校的毕业生职业中医师考试也即将要考心理学的内容。2000 年,南京中医药大学发起,18 家中医院校参加协作编写的《医学心理学》教材出版。同时,由贵阳中医学院发起,河北中医学院、新疆中医学院参加编写了《中医心理学》。2001 年心理学专业最先招生的 3 个中医院校共同讨论了中医心理学的发展,并共同认识到,学科的发展,教材是大事,于是都有了编统一教材的愿望。三家中医院校作为发起单位于 2002 年召开了全国临床心理学专业教学与教材建设工作会议,会上定下:为了适应各医学院校临床心理学专业的发展,协作编写一套心理学专业教材共 14 本,并成立了"全国医学院校心理学专业教材"编写委员会。为了保证本套教材的质量,特请了国内医学心理学界知名专家组成教材审定委员会。贵阳中医学院承担了《中医心理学基础》和《心身疾病》的编写任务。这套教材于 2002 年在南京定稿,现在已经逐步出版。

(4)临床:外省的心理教育、心理咨询都开展得很有特色,但在中医心理和心身疾病治疗方面开展不多。中医心理和心身疾病治疗是现在我们把它从中医理论和临床治疗中提炼出来的,目的是为了学科的发展。实际上,中医心理、心身疾病治疗和其他中医临床治疗一样是在中医理论指导下的多种治疗,除了中医的意疗,还应包括中药、针灸、推拿按摩、火罐、音乐等疗法,这就是特色。如果认为心理治疗应该只是咨询,就放弃了中医治疗的特色是不对的,因为中医认识人的心理,从来不和人的身体分开,对人的心理疾病的治疗从来也很少只采取意疗。现在中医心理治疗的关键是要把中医中的心理障碍和对心身疾病的认识总结出来,把临床有效的方剂和治法总结出来。我们现在正在从这方面努力。在贵阳中医学院第一附属医院的心身疾病门诊,我们既做心理咨询、心理测量、中医的心理意疗,也用中药、针灸、推拿按摩、火罐、音乐等疗法。运用这些传统的中医心理疗法对诸如脏躁、抑郁、焦虑、失眠、梅核气、高血压、性功能障碍、经前紧张征等心身疾病进行治疗，取得了良好的临床疗效。目前，我们的心身疾病门诊在省内外已具有一定的知名度，多家新闻媒体也对此进行了报道。我们在临床上所做的工作，在全国相关会议上介绍时引起同行们的兴趣和重视，得到同行们的认可。中医心理学临床治疗是很有前途的。

现在的中医心理学研究逐渐兴旺了起来，希望同学们能够好好学好中医心理学基础知识，努力学好临床，将来成为中医临床、中医心理学复合型人才。

（根据董湘玉老师讲座手稿整理）

中医心理学概述

一、心理学的基本情况

心理学是研究人的心理现象发生、发展规律的一门科学。

"心理学"一词来源于西方，英文 Psychology 来源于希腊文，意思是关于灵魂的科学。最早的西方心理学思想蕴涵在古希腊、古罗马的哲学之中，心理学最早的研究是对灵魂的认识。

1879 年德国心理学家冯特在德国莱比锡大学建立了世界上第一个心理学实验室后，就使心理学思想跳出了哲学的框架，标志着科学心理学时期的开始，心理学成为一门独立的学科。它兼具社会科学性质和自然科学性质二重性，西方心理学思想虽然已有 2000 多年的历史，但心理学从哲学中独立出来成为一门独立的学科，仅有 130 多年的历史。所以，德国心理学家艾宾浩斯说："心理学有一个长远的过去，却只有一段短暂的历史。"

我们所熟悉的西方心理学家及其理论有：精神分析心理学家、奥地利精神病学家弗洛伊德和其著名的潜意识理论；人本主义心理学家马斯洛和他的需求层次论等。

现代心理学的一个发展趋势为应用心理学的崛起，即在普通心理学的基础之上将心理学广泛地应用到各个领域，如医学心理学、体育心理学、军事心理学等。

在中国古代，从未出现过"心理学"这个名词，虽然东晋时期的文学家陶渊明、明代著名思想家王廷相等人曾提到"心理"二字，含义与现代意义上的"心理"相近，但毕竟不是专用名词。

但中国古代有无心理学思想，不是以有无"心理"或"心理学"的名词为依据的。正像欧洲 16 世纪以前没有"心理学"这个学名，但那时还是有心理学思想一样。中国古代虽然没有"心理"和"心理学"的专门术语，但古代哲学中却蕴涵着非常丰富的心理学思想。过去不少人以为心理学是"舶来品"，而不知道中国是世界心理学思想最重要、最古老的发源地之一。20 世纪 70 年代，国外的心理学史著作已注意到不能把心理学史局限为西方心理学史，东方特别是中国古代的心理学思想应有其重要的地位。美国一著名心理学史家曾说:"西方心理学发源于古希腊……几乎在同一时期,中国的孔子和老子开始从心理学的角度思考问题。"还有不少著名的心理学家在他们的著作中都提到《黄帝内经》的"心脏中心"说、中医的气质类型说,以及老子、孔子、墨子、孟子等中国古代哲学家的心理学思想,并且认为:不论可能受到什么影响,印度、中国、希腊思想家们探索的基本方向都是同样的。

中国古代心理学思想直接影响西方心理学家的事例也是不少的。如:西方机能主义心理学是受达尔文生物进化论影响的。达尔文在《物种起源》一书中谈到选择原理时却说:"如果以为选择原理是近代的发现,那么就未免和事实相差太远……在一部古代的中国百科全书中已经有了关于选择原理的明确记述。"这部书就是公元 6 世纪北魏贾思勰的《齐民要术》。《韩非子》中记载的"左手画圆,右手画方"的注意分配实验,后被西方心理学家所采纳。人本主义心理学家马斯洛也直接吸取了中国古代道家的观点。

无论东方或西方、古代或现代,既然心理学是以人的心理为研究对象的科学,就必然有不少相同或相似的认识。但社会背景不同,民族心理存在着差异,而且在研究思路和方法上也不尽相同,因而东西方心理学又各具特色、各有长短。

中国古代心理学思想也是蕴涵在中国古代哲学思想中的,如同前面所述人类最初所有的知识都是包容于哲学之中一样。在中国古代哲学中蕴藏着非常丰富的心理学思想,这些思想从《周易》《尚书》《左传》《国语》《山海经》等文献中表现出来。中国的心理学思想发展到近代,特别是 1889 年出现了第一本汉译心理学书籍《心灵学》后,我国的近代心理学抛却了古代心理学思想的传统,开始自觉接受西方心理学影响,并以西方心理学为基础逐步发展起来。

新中国成立初期,我国的现代心理学主要受苏联心理学影响,完全脱离了古代心理学思想,较全面而系统地接受了西方心理学各流派的思想观点。但当代心理学的发展有种趋势,即心理学的本土化。不同的国家、民族有其不同的文化形态、文化背景,决定了不可能有全世界完全按一种范式建立起来的"统一的"心理学,于是产生了心理学本土化的问题。我国心理学的本土化就是中国特色的心理学。我国提出建立有中国特色的心理学的建议,即指中国心理学不是照搬西方的一套,而是以自身所处的社会、文化背景为基础,研究中国人的心理与行为,研究本民族、本国家、本地区的实际问题,解决中国人自身心理问题的心理学体系。

二、中医心理学概述

（一）中医心理学思想的形成

如前所说，中国没有"心理学"一词，但不等于没有心理学思想和心理学的理论。中医虽然没有"心理学"这一个词，但在它的理论中，有着非常丰富的心理学思想，这是因为中医理论体系的形成时期是春秋战国时期，形成的标志是《黄帝内经》的成书，而这个时期是历史的过渡时期，由奴隶社会向封建社会过渡。这个时期哲学思想活跃，百家争鸣，科学技术迅猛发展，由于哲学思想和科学技术的发展，医学也得到了迅速的发展，学科之间相互渗透，中国古代的哲学思想很自然地就进入到医学中，如阴阳学说、精气学说等，成为中医的理论基础，蕴藏在古代哲学中的心理学思想就一起进入了中医体系中，成为中医理论体系中的组成部分，所以心理学思想是中医认识人体的不可分割的重要部分。

哲学中的心理学思想进入医学，这些与医学对人体的认识相结合，通过对躯体的认识进一步探讨心理问题，也就出现了"哲理说与生物本体说的结合发展"的特点。从西方心理学的历史可以看出，从哲学心理学进到实验心理学，才使心理学从哲学中分化独立出来。而中国的心理学思想则是哲理说与生物本体说的结合发展，也就是哲学中对心理的认识与人体器官的功能相结合来探讨心理的实质与规律。比如认为人的感知能力，是在人体胚胎发育过程中逐步形成发展而具有的，即先有了形体，才有心理。人的视、听、虑等活动，是由于有了目、耳、心这些器官才产生的。耳、目、鼻、口、肤是人的感知器官，它们产生视、听、嗅、味、触等感知活动。又比如说，认为人的五脏是心理器官，认为人的心理产生不只是泛指形体，而是特指某个器官，如心藏神、肝藏魂等。

中医是对人体的认识，因此中医认识人体就离不开对心理的认识，"心、身""形、神"是不分家的。中医不但理论上对人的心理现象有着深刻的认识，对心理现象的发生发展规律有认识，而且对心理因素在人体疾病过程中的作用及其规律都有着深刻的认识，所以重视心理现象是中医学的基本属性。

因此，中医理论中虽然没有"心理"二字，但却有着丰富的心理学思想，对心理的认识基本自成体系，并且有着很好的临床疗效。中国古代心理学思想虽然在近代、现代没有发展起来，但中医心理学思想却随着中医的存在和有效的临床经验而发展,且经久不衰,与现代心理学和现代医学心理学比较,有着它自身的特点和明显优势。

(二)中医心理学的发展

中医心理学作为一门独立学科的提出,是在 20 世纪 80 年代,但在这之前已经有着长达数千年的孕育过程。它的主脉发自中医学,而在它孕育、形成和发展的每个历史时期都不断地吸收着中国历代文化的养分,又不断地用于临床实践,因而形成了不同于其他心理学派的独特理论与实践模式。在欧洲黑暗的中世纪,西方的医学心理学发展极其缓慢,而中医学中的医学心理学思想却发展到了相当的水平。

(三)中医心理学的理论特点

1. 整体观

整体观是中医的基本特点,中医对"神"的认识体现了整体观思想(表 4 - 3)。

表 4 - 3　中医有关"神"的整体观

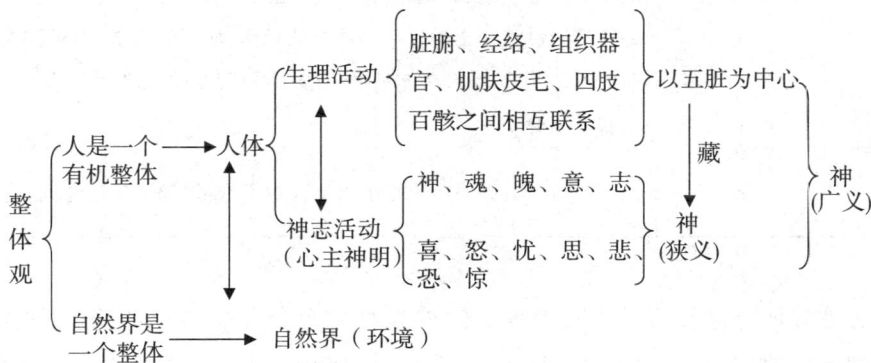

2. 形神合一论

神:指广义之神,也包括了狭义之神,即人的精神意识思维活动(人的心理现象)。形:指形体,是看得见形态的物质。

形与神是不可分割的两个方面,它们之间相互联系、相互依存、相互为用,维持了人的正常生命活动和正常心理活动。形是神的物质基础,神是形体的外在表现。

3. 五脏藏神论

五脏藏神论是中医心理学的主要理论基础,也是中医学理论的重要组成部分。

中医学从整体观念出发,运用五行理论,把精神活动与五脏六腑以及整个生命活动联系起来。

此处的"神"为狭义之神,即人的精神意识思维活动。人体的神志活动主要是神、魂、魄、意、志五神。如前所说,神依附于形体,储藏在形体的五脏之中,故五脏藏神。古人称五脏为"五神脏",即人的精神意识思维活动由五脏所管。

为何神藏于五脏?因为精气是神的物质基础,五脏储藏精气,因此五脏藏神,五脏都具有主管人的精神意识思维活动的功能(表4-4)。

表4-4　五脏藏五神

五 脏	精 气	五 神
心	脉(血)	神,精神意识思维活动
肝	血	魂,后天形成,与心神相伴随的一种意识思维活动,游行于肝目之间,以影像为其特点,如梦境、幻视等
脾	营(营气、营血)	意,是一种思维活动,是心接受外界事物以后,对其进行追忆的过程
肺	气	魄,是人体先天本能的感觉、动作和防卫能力,是不受内在意识支配的一种能动表现,即无意识活动。相当于现代心理学的人的本能及一些感知过程。出生后一些本能的动作,如耳的听觉、目的视觉、皮肤的温感等感觉,肢体本能的躲避动作,婴儿的吮乳、哭、笑等,均属于魄的范畴
肾	精	志,一指记忆,即将所追忆的事物保存下来的过程;二指志向、意志

五脏藏神论将人的主要心理现象归纳分类为5个方面,并与内脏联系起来。①生理上,五脏与精神意识思维活动(心理活动)密切联系。②病理上,五脏的功能失调可以导致精神意识思维活动异常;精神意识思维活动的异常也可以导致五脏的功能失调。③诊断上,从外在的精神意识思维活动异常测知脏腑的功能失常;从脏腑的功能失常可测知精神意识思维活动异常。④治疗上,治疗精神意识思维活动异常的病变,从脏腑而治。

4. 心主神明论

心主神明论是脏象学说中阐述人体复杂生命活动规律的学说。人的生命活动最高主宰是"心神",人体的心理活动和生理活动都是统一在"心神"之下的。心主神明,为"君主之官",具有总管人体生理活动和心理活动这两重含义。

5. 五脏情志论

五脏情志论是中医心理学的特点之一，其有以下特点。

（1）情志与五脏相互依存。中医认为，人的情志活动为喜、怒、忧、思、悲、恐、惊，它们的形成必须以五脏的精气为物质基础；情志活动是五脏功能活动的外在表现形式之一；同时，正常的情志活动能鼓动相应脏腑功能的发挥。

（2）不同的情志活动分属于五脏，它们是五脏精气和功能的外在表现，七情与五脏的关系：心对应喜和惊，肝对应怒，脾对应思，肺对应悲和忧，肾对应恐。

（3）情志与五脏在病理上相互影响。因为七情与五脏的关系，在病理上情志的太过或不及会导致相应的脏腑病变，或者是脏腑的病变会出现相对应的情志变化。

太过：过喜、过惊则伤心；过怒则伤肝；过思则伤脾；过悲、过忧则伤肺；过恐则伤肾。

不及：情志不及则会导致脏腑功能低下。如果脏腑功能低下，则情志不及，反应迟钝，麻木不仁；如果情志不及，不能鼓动脏腑功能，也会造成脏腑功能低下。

七情与五脏之间固然存在着相对应的联系，但是这种联系不是刻板的。因为五脏之间有着联系，会相互影响，所以表现出来的情志变化不一定就是原发脏腑相对应的情志变化。

在情志活动中，心、肝的作用尤为突出。首先，外界事物只有作用于心才能形成情志活动。其次，由于肝主疏泄，调畅情志，外在情志刺激最容易影响于肝而发生病理变化。

另外，外在情志刺激对五脏的影响又是非常复杂的。如几种情志刺激可影响于同一个脏，一种情志刺激又可作用于不同的脏。譬如，悲既可伤肺亦可伤肝，喜、惊皆可伤心等。因此，不能把七情与五脏简单对应，应根据临床具体表现进行具体分析，从而做出判断。

（4）七情与气血的关系。

情志活动与气机的关系是最为密切的。气机是指气的运动变化，即脏腑功能的基本表现形式，以升降出入为主要表现形式。如：脾气升清，胃气以降为顺（出入）；肝气上升，肺气肃降（左肝右肺）；心阳下降温肾水，肾水上升济心阴。

气机运动正常，人体生理活动才能正常进行。气的升降出入通畅则人的情志活动正常。反之，若脏腑功能失调，气机不畅，该升的不升，该降的不降，该出的不出，该入的不入，则情志活动出现异常，出现嬉笑不止、思虑不解、悲伤哭泣、恐惧不安等。情志异常刺激（太过或不及）可以扰乱相应脏腑正常的气机运动出现脏腑功能失调,如气喘、泄泻、郁闷、腹胀等。

情志异常对血的影响主要是通过对气机的影响进行的,气行则血行,气滞则血瘀,气虚则血虚,气逆则血逆。

情志活动的异常对脏腑气机的影响见表4-5。

表4-5 情志异常对脏腑气机的影响

情 志	气机影响	病 机	表 现
喜	气 缓	过喜则心气涣散,神明失用	感情不能自制,睡眠不宁,甚则精神恍惚,注意力不集中,神疲无力,语言错乱,或失神发狂等
怒	气 上	过怒则影响肝的疏泄,肝气勃发向上,血随气逆	头胀头痛,面红目赤,或呕血、衄血,甚则昏厥等
忧	气 聚	过忧则肺气治理调节功能失常而郁结	郁闷不欢,表情忧伤,默默不语,叹气频作,睡眠不安等
思	气 结	过度思虑,首先伤脾,影响运化	食欲下降,脘腹胀满,大便溏泄等
悲	气 消	过悲消耗心肺两脏之气	精气竭绝,形体残毁,心神沮丧
恐	气 下	恐惧过度,则消耗肾气,精气下陷不能上升,升降失常	二便失禁,阳痿,遗精,滑精;引发癫痫、癫狂、惊厥等
惊	气 乱	惊则气乱,心无所依,神无所归,虑无所定	心悸,怔忡,惊厥等

基于以上所说,为了使古老的中医学发扬光大,为了使现代人能健康长寿,在中医理论中将中医心理学系统整理出来,使中医心理学能够成为中国独具特色的应用心理学,是我们义不容辞的责任。但中医理论中并无"心理学"一词,中医理论的名词又不能广为现代人所熟悉,只有借用和借鉴现代心理学的名词和相应的归类方法进行整理,使中医心理学成为研究中国人心理现象发生发展的规律,以及心理因素在人体疾病过程中的作用及其规律的一门学科,为现代人所接受(1840年鸦片战争后,西医传入我国,对中医的冲击较大,老百姓所知道的病名是西医的,中医语言不被老百姓认识和接受),与国际接轨。

(根据董湘玉老师手稿整理,因原稿遗失而缺失"中医心理学的临床应用"与"中医心理学形成的意义"两部分内容)

疾病与心理治疗

一、疾病与心理治疗——现代心身医学的认识

大家都知道,随着社会的进步,人们越来越重视心理因素在疾病的发生、发展和康复中的作用。

(一)健 康

现代所指的健康,已经不单纯指躯体的强壮,没有疾病成营养不良的虚弱现象,而是指不仅要有身体的健康,还要有心理的和精神世界的健康。联合国世界卫生组织曾经在 1948 年成立宣言当中为健康下了一个定义:健康是一种身体上、心理上和社会上的完美状态,而不仅仅是没有疾病和虚弱现象。

(二)医学模式

目前,世界范围内正在进行医学模式的转变。医学模式已由生物医学模式逐渐向生物－心理－社会医学模式转变。

过去传统的医学模式为生物医学模式,这个模式的形成是在 19 世纪以后。在工业革命和科技革命大潮的影响之下,先进的科学技术应用于人体的健康与疾病研究领域,使人们发现了细菌、病毒、寄生虫,于是发明了抗生素,用生物医学的技术手段去解决人的疾病问题,这样就建立起了生物医学模式。生物医学模式对人类最大的贡献,就是消灭了地球上的烈性传染病,感染性疾病对人生命的威胁也大大减小。抗生素的使用就是生物医学模式对于人类健康最积极的贡献。

随着社会的进步和经济、医学的发展,当前人类所患有的疾病,特别是威胁人类生存、造成死亡的主要疾病,已经由 20 世纪的感染性疾病逐渐转化成为慢性的由心理、社会因素引起的疾病,疾病谱发生了改变。据美国专家的统计,人类的十大死因中,在第二次世界大战前主要是传染病,而在战后变成了与精神因素有密切关系的心脑血管疾病、癌症等。所以,目前人类大多数的疾病和威胁人类生命安全

的那些疾病,都与心理、社会因素有密切的关系。因此,原有的生物医学模式越来越不适应人们现代社会的实际情况。1997 年美国罗彻斯特大学的恩格尔教授提出了生物－心理－社会医学模式。这样的一种医学模式,在研究人的疾病和健康问题的时候,不仅仅关注人的身体器官和组织细胞的病变,以及细菌、病毒感染,同时还注意那些不良的心理、社会因素对病人的作用;在治疗方面,也兼顾生物学、心理学、社会学 3 个方面。因此,"心身医学"这个学科应运而生。

(三)心身疾病

1.定　义

心理是人的心理现象。心理学是研究人心理现象发生、发展和活动规律的一门科学。心身疾病就是心理、社会因素所导致的躯体疾病。它就是不正确的思维方式、不良的情绪状态、不利的人格特点等所导致的不良心境,通过神经系统、神经内分泌系统和免疫系统的功能改变影响身体健康。对这类疾病的治疗和康复,不能单纯采用生物医学方法,而同时要兼顾心理治疗和对社会适应的调整。

2.心身疾病的标准

符合以下五个标准的疾病就可以确定为心身疾病:①发病原因以心理、社会因素为主。②有明显的躯体症状和体征,并且好发于自主神经支配的血管、内脏和腺体。③和人格因素与情绪因素关系密切。④与生理性薄弱器官有关,即有家族病史。在遗传特征上,某一个器官、系统的功能或者结构有某些脆弱性,所以不良的心理、社会因素作用于人体时,往往跟我们那些薄弱的器官有密切的关系。⑤单纯生物医学治疗效果不好。

3.心身疾病发病和康复的决定因素

除了致病因素外,人发不发病或者发病以后容不容易康复,取决于以下几个因素。

(1)取决于个性。人的个性有外向、内向之分。如果是外向的人,当他遇到了心理问题,他就会去找他的好朋友等亲近的人去倾诉,获得情感上的支持,那么有可能更平稳地度过创伤的心态。如果是比较内向的人,当遇到挫折的时候,他内心的体验就很强烈,而且由于不善于表达,会导致创伤的心态持续比较长的时间。所以,个性特征是心身疾病会不会产生和容不容易康复的重要因素。

人的性格特点不同,跟特定的疾病之间存在着一定的关系,会导致不同的心身疾病。因此,人就要改变不良的性格和行为。比如:

冠心病——A 型行为。A 型行为的特点是急躁、冲动、忙碌,有时间紧迫感、具有攻击性、竞争意识强等。

高血压——压抑愤怒和不满。同时他们很有雄心,办事也特别认真。

支气管哮喘——依赖性比较强。不太成熟,有某些幼稚的行为特点,比较内向,情绪不稳定,行为比较消极被动。

溃疡病——被动,顺从,情绪不稳,过度关注自己。

偏头痛——易紧张,攻击性强,比较固执、任性,拘泥于细节。因为一些紧张因素,或者心理和行为特点导致异常的紧张,我们头部的肌肉异常收缩,血管被压迫,供血不足,在缺血缺氧的情况下,局部组织会释放一些组织胺、5－羟色胺、缓激肽之类的致痛物质,便会产生疼痛。如果此时能够放松,这种疼痛便自然缓解,不需要吃药。

糖尿病——情绪不稳定,紧张、焦虑、抑郁。

以上举例说明了不良的性格和行为容易导致一些疾病的产生。因此,对于不利于我们身体健康的性格和行为特点要不断地去改变。

什么样个性的心理状态是健康的呢?①思维能够正确地反映现实。②情绪愉快、稳定。③意志坚强。④人格健全,即个体行为具有协调性、开放性、稳定性。这种协调性、开放性、稳定性可能表现出来的是:既不特别外向,也不特别内向;既不特别好静,也不特别好动;既不特别喜欢跟大家聚在一起,也不特别愿意一个人独处;而且他特别善于从别人身上学习到优秀的东西,而排除掉自己人格结构和个性结构当中的消极东西。⑤人际关系协调。⑥对事件反应适度。

(2)取决于个人的经历和经验。有过失败、创伤经历的人,走出了阴影后再遇到心理、社会问题时,不会对身体造成强烈的影响,即使生病了也易于康复。例如,有报道说,泰坦尼克号上获救的人中,走出阴影的人长寿的居多。

(3)如何看待和解释所遇到的外界的刺激或疾病。比如说,在路上遇见一个熟人,但熟人没有理你,有的人就会认为这个人没有看见我,或是不方便打招呼,便释然了。但有的人就想不通,老在心里琢磨:这个人为什么不和我打招呼,是不是我得罪了他?把这个事放在心里,成了心病。同样,有的人生病后想着人食五谷都要生病,只要按医生的要求治疗就会好;有的人则想着病会发展,会变为癌症,或者认为就是有重病,是医生没有查出来而已。比如,我在消化内科坐诊时,经常有病人拿着 HP 检查报告来,仅仅一个"＋"就很紧张,说会传染、变成癌症,问我该怎么办。过于关注自己的身体容易患心身疾病,或导致生病后不易康复。

(4)有无支持系统。有特别关爱自己的家人和自己在乎的人的支持,就会正确评价各种心理刺激,随后心理释然,疾病也会很快康复。相反,没有这样的支持系统,就会对各种刺激出现消极情绪,甚至出现灾难性的认知评价。所以,有无支持系统,对于是否发生疾病以及康复有着重要的作用。

4. 心理刺激后会出现躯体疾病的原因

在心理刺激后,伴随着心理反应、心理变化会产生一系列的生理变化。因为我们人体所有的生理功能都在大脑皮层和各级神经中枢的控制之下进行,心理活动发生的主要场所是在大脑皮层,如果在大脑皮层出现了恶劣的情绪和不良的心境反应,就会破坏大脑皮层正常的调节功能,使生理功能出现紊乱。这些生理反应主要出现在植物性神经系统、内分泌系统和免疫系统。

(1)植物性神经系统的功能紊乱。植物性神经系统的功能紊乱会出现心血管系统的反应或者消化系统的反应。植物性神经系统包括交感神经、副交感神经两大拮抗神经系统,拮抗就是这两个神经系统相互之间有你消我长的关系,如果这种调节失常的话,就可能出现交感神经系统兴奋过度或者副交感神经系统兴奋过度的情况。

交感神经系统兴奋过度往往会伤害心血管系统的功能,所以我们会看到一些得冠心病的人往往是性子比较急、要求比较高、比较追求完美、竞争性比较强的,在紧张状态之下,他们的生理反应偏向于交感神经兴奋。副交感神经兴奋过度往往出现消化系统的反应,因为副交感神经主要支配消化系统。在正常情况下,如果我们不吃饭,胃肠道的消化液分泌就少;而在紧张情况下,副交感神经系统兴奋过度的时候,胃肠道的消化液就会增加,于是就会出现消化系统的溃疡。

那么,当大脑皮层处于紧张状态,这种调节功能减弱的时候,到底是交感神经兴奋为主,还是副交感神经兴奋为主,这个就跟个人的神经系统的活动类型特点有关系,跟个人的个性特点有关系。一般来讲,处于紧张状态的时候,比较外向的人容易出现交感神经系统兴奋过度的反应,比较内向的人容易出现副交感神经系统兴奋过度的反应。

(2)内分泌系统的功能紊乱。比如,糖尿病与甲状腺功能亢进症(甲亢)这两种病,就是典型的内分泌系统的心身疾病,就是在不良的心理、社会因素作用下内分泌活动功能失调而得的。

（3）免疫系统的功能紊乱。长期处于紧张状态下的机体,不仅会出现神经系统的反应和内分泌系统的反应,还会出现免疫系统的反应。人体免疫系统由两大部分构成,一部分是体液免疫,一部分是细胞免疫。体液免疫功能下降,外界的致病物质便会侵入人体,抵抗能力就下降了。细胞免疫功能下降,对自己身体当中出现的一些突变的、变异的或者恶性化的细胞不能及时发现和杀灭,就会导致肿瘤的发生。

5. 心身疾病的心理治疗

下面介绍几种心理治疗方法。

（1）回避或者远离造成心身疾病的致病源。

有时候生活中的紧张事件和不良刺激,不是我们主观努力就能改变的。在这样的情况下,我们要做的就不是去改变那些让人感觉到不满和愤怒的事件,而是尽可能地远离这样的刺激。

（2）恰当、合理地使用心理防御机制。

每个人在遭遇挫折、失败的打击时,或者在内心冲动、欲望得不到满足时,就会自觉或不自觉地在内心修筑一道道"防线",以求解脱烦恼,减轻内心不安,摆脱困境中的低落情绪和不佳心态。这种"防线"被心理学家称为"自我心理防御机制"。

如:①"鸵鸟政策",即遇到危险时鸵鸟把头埋在沙堆里,当作看不见一样。②"掩耳盗铃",偷铃时怕别人听见,而捂住自己的耳朵,自己欺骗自己,采取逃避的方式来缓解内心焦虑。③"酸葡萄心理",狐狸想吃葡萄,但由于葡萄长得太高无法吃到,便说葡萄是酸的,并不好吃。自己的需求无法得到满足而产生挫折感时,为了解除内心不安,编造一些"理由"自我安慰,以消除紧张、减轻压力,使自己从不满、不安等消极心理状态中解脱出来。

这种心理防御,积极的意义在于能够使主体在遭受困难与挫折后减轻或免除精神压力,恢复心理平衡,甚至激发主观能动性,克服困难,战胜挫折。但是,如果一个人没有升华心理防御机制,没有去积极适应环境,克服困难,战胜挫折,无意识地使用单一的心理防御机制,则较容易出现社会适应问题,可能阻碍与外界（他人）的正常沟通。因为现实存在的问题并没有真正解决,逃避现实会使现实问题更加复杂,使人陷入更大的挫折或冲突的情境之中。

（3）重新评价事件或者情境。遇到一个不利的生活事件,或者受到一个消极的、创伤性事件的影响时,我们可能长期地陷于一种认知误区当中,会觉得我怎么那么倒霉,觉得这事全是坏的。但是,我们应该学习中国古人辩证地看待事物的观点和方法,如"塞翁失马,焉知非福",即坏事在一定条件下可变为好事。这就是重新评价事件或情境。

当面临一个不幸的生活事件或者不良情境的时候,我们往往用一种惯性思维去看待这个问题,这可能导致消极的评价;转换一个角度,或者从另外一个观点去看待这个问题的时候,可能我们的心理紧张度和不良情绪就会降低。实际上,人们的烦恼和痛苦常常与自己的情绪有关,与自己看问题的角度有关(惯性思维)。同样是夜晚,心情好的时候看到的是满天闪烁的繁星,心情不好的时候看到的是无边无际的黑夜。如果总从一个方向去看待一件事情,不会转换自己的思维方式,那么在面对"不幸"或者"倒霉"的事情的时候,永远也不可能高兴起来。如被领导批评了,你伤心、难过,对领导恨之入骨,每天对领导视而不见,对工作敷衍了事,心里全是痛苦。但是换个角度想想:领导之所以会批评你,是因为对你抱有很大的期望,认为你很有培养价值,是为了让你有更大的进步,批评你无非是恨铁不成钢。如果你已经不适合这份工作了,领导何必浪费时间和精力,苦口婆心地对你进行批评教育,直接让你卷铺盖走人或者处分你不就简单得多吗?如果这样一想,心情就会好很多,工作自然更加卖力,领导便会看在眼里喜在心头。所以,重新评价事件或者情境,对于解决心理问题是很重要的。

（4）寻求支持。寻求支持,就是遇到一些不好的、不愉快的、不痛快的事情时,我们要适当地去求助,比如找亲戚、朋友或者心理医生,得到情感方面或者专业方面的支持有助于我们降低紧张度,减弱不良的情绪反应。

（5）适当的运动。当我们一个人处于不良的心理状态或者不良的心境当中时,不要坐在那里冥思苦想、发愁、哀叹,出去散散步或者是打打球、跑一圈,适当运动可以宣泄掉我们多余的能量。发愁或者生气也是需要能量的,如果我们通过运动把这些多余的能量发泄出去的话,生气的劲儿就不足了。这可能是一种通俗的解释,其实背后有生理学的含义。

二、疾病与心理治疗——中医对心身疾病的认识

在中国古代,从未出现过"心理"或"心身疾病"这样的名词,但在中国古代哲

学中蕴藏着非常丰富的心理学思想,中国实际上是世界心理学思想最重要的发源地之一。如《三字经》中富含教育心理学思想,《孙子兵法》中处处体现了军事心理学思想,《道德经》中包含了深奥的心理学思想等。

但中国的心理学思想发展到近代却急转直下。在清光绪年间,出现了第一本汉译的心理学书籍《心灵学》,西方的心理学较完整地传入我国。此后,我国的心理学发展就完全抛却了古代心理学思想的传统,开始接受西方心理学思想,并以西方心理学为基础逐步发展起来。

中国心理学虽然没有独立发展起来,但它的思想却在中医学中发展起来了。这和中医学的形成有关。中医理论体系的形成时期是春秋战国时期,中医理论体系形成的标志是《黄帝内经》的问世。春秋战国时期是历史的变更时期,这个时期哲学思想活跃,科学技术迅猛发展,且学科之间相互渗透,中国古代的哲学思想很自然地就进入到医学中,如当时的阴阳学说、五行学说、精气学说等成为中医的理论基础。蕴藏在古代哲学中的心理学思想就一起进入了中医体系中,成为中医理论体系中的组成部分,心理学思想成为中医认识人体不可分割的一个重要部分。

当代心身医学是西医学与心理学的边缘学科。中医对心理的认识,是在整体观的指导下,把心理活动与人体脏腑器官的功能结合起来认识人的心理现象的,即所谓的形神合一论、五脏藏神论等。在《黄帝内经》成书后,中医心理理论体系基本形成。据统计,《黄帝内经》162篇中,从篇名到主要内容讨论心理学有关问题的有30多篇。这种独特的、完整的理论体系指导着临床治疗,并且有着很好的临床疗效。

中国古代心理学思想虽然在近代、现代没有发展起来,但中医心理学思想却随着中医的存在和有效的临床经验而发展。在中世纪的欧洲,医学心理学发展极其缓慢,而同时代的中医心理学思想却发展到了相当的水平。

中医心理学作为一门独立学科的提出,是在20世纪80年代。自此以后,中医心理学不断发展,不少医学心理学专家出国讲座都是讲中医心理学的内容。在世界提倡"自然疗法"的今天,中医心理学的理论和临床实践自然就受到世界的关注。在现代,充分发挥中医心理治疗,能更好地为心身疾病的治疗和康复做出更大的贡献。

（一）中医认识心理现象的特点（中医心理学的几个特点）

现代心理学认为,人的心理活动是大脑的功能,而中医认识心理现象有以下几个特点：①整体观，②形神合一论，③五脏藏神论，④五脏情志论，⑤心主神明论。中医强调了人的精神意识思维活动不是单独存在的，是与五脏的功能联系在一起的；五脏藏神，脏腑的精气为精神活动提供了物质基础；精神活动是人的生理功能的外在表现，又能促进脏腑的功能。所以，诊断上可以从精神活动的异常得知脏腑的病变，治疗就从脏腑辨证开始。如：《儒林外史》中的范进，中举之后高兴得突然发了疯，是喜伤心。《三国演义》中诸葛亮三气周瑜，最后周瑜气得口吐鲜血而死，这是因为怒伤肝。我们在日常生活中，忧思难解时不思饮食，是思伤脾。《红楼梦》中的林黛玉，终日多愁善感，悲伤哭泣，最后过于悲伤而死，这是悲伤肺。过度恐惧，可使肾气陷下，二便失禁，就像我们经常说的吓得"屁滚尿流"。这些都说明了异常的精神活动可以伤及相应的脏腑，治疗就要从这些脏腑进行。

（二）中医心理治疗方法

中医对心理疾病的治疗方法有意疗、中药治疗、养生功疗法、音乐疗法、针灸、推拿按摩等。

1. 意 疗

意疗是中医的心理疗法，借助于语言、行为以及特意安排的场景来影响患者的心理活动，唤起患者防治疾病的积极因素，促进或调整机体的功能活动，从而达到治疗或康复目的的方法。正如《素问·汤液醪醴论》指出："精神不进，志意不治，故病不可愈。"即不改变患者的病态心理状态，仅仅用汤药来治疗，病就不容易痊愈。

意疗包括顺情从志、说理开导、情志相胜、移精变气、占梦术、摄心术等。

（1）顺情从志，即顺从病人的意志、情绪，满足病人的心身需要，使病人从被压抑了的情绪下解脱出来。治疗时，就是要让病人把心里的问题全说出来，不管是否有理，都赞成病人的观点，并且表示理解。此做法的目的：一是取得病人的信任，有利于下一步的治疗；二是消除病人的自卑感、无助感；三是病人滔滔不绝地把心里的郁结全说出来，可使患者疏泄郁闷情绪，放松心情，缓解压力，获得一定心理满足感，医生要不断地启发、引导患者不中断倾诉；四是通过病人详细地述说，医生可以全面掌握病情。

中医的顺情从志法类似现代心理治疗的支持疗法。据《古今医案按》载，一个妇女怀疑丈夫有外遇，痛恨第三者，因病而狂，"昼夜言语相续不绝，举家围绕，捉拿不定"。大夫暗中派人对女病人说:她所怀疑的第三者已经中暑暴亡。病人听说情敌已死,身体很快便痊愈了。

(2)说理开导,即语言疏导法,是医生通过语言与患者交谈,使之明了道理,主动消除患者心理障碍的一种心理治疗方法。类似于现代心理学的认知疗法。语言对疾病治疗起着药物不可代替的作用。俗话讲:"良言一句三冬暖,恶语伤人六月寒。"

治疗时需注意的是:一是不责怪、批评病人;二是要病人意识到自己存在的问题,而不是医生找问题。

据记载,张从正给一个妇女治病,问她:你是不是心里很痛苦,很想哭出来?妇女说:确实如此,我很想哭出来,又哭不出来,也不知道哭出来好不好。张从正说:你的病是少阳的相火凌辱肺金,肺金受到欺负而感到委屈,没有地方去投诉,肺主悲,一定要哭出来病才能好。于是,张从正鼓励病人尽量痛哭,使其病得以康复,然后进行药物的调理。

就现代心理学来说,心理咨询师会告诉你哭是一种情绪的宣泄方式。如果长期压抑自己的情绪,就像是一个定时炸弹,会对身心造成伤害。

(3)情志相胜,是医生有意识地运用一种情志刺激,以制约、消除患者的病态情志,从而治疗由病态情志所引起的疾病。该疗法是用五行相克理论来以情胜情治疗情志病的。①喜伤心,水克火——恐胜喜;②怒伤肝,金克木——悲胜怒;③思伤脾,木克土——怒胜思;④忧伤肺,火克金——喜胜忧;⑤恐伤肾,土克水——思胜恐。

在《吕氏春秋》中记载了这样一则故事:齐王因过度思虑得病,请宋国医生文挚来治。文挚看后,认为齐王是因为思虑过度,"思则气结",必须激怒齐王,气冲结滞,病才能好。于是文挚对太子说:"齐王的病是可以治的,但是齐王的病治好了,必然要杀死我。"太子问:"这是什么缘故呢?"文挚说:"不激怒齐王,这病是治不好的,而激怒了齐王,我就死定了。"太子急得叩头恳求道:"如果能治好父王的病,我和母亲拼死也要父王不杀你,父王是相信我和母亲的,请先生不必顾虑。"文挚说:"那就好,我就把这条命送给齐王了。"文挚和太子约好看病时间,连续失约3次后齐王果然被激怒了。第四次文挚终于来了,不脱鞋就上床,踩着齐王的衣服问病,气得齐王不搭理他,文挚更用粗话刺激齐王,齐王按捺不住,翻身站起来大骂,随后病果然好了。但是,齐王怒气不息,准备把文挚放在烹杀罪人的鼎中活活煮死。太子和王后急忙上前争请宽赦,齐王不听,还是把文挚投入鼎中活生生煮死了。这便是情志相胜,用怒治思的病案。

（4）移精变气，出自于《素问·移精变气论》，移为转移，精为精神意识思维活动，变为变化，气为脏气，是运用各种方法转移和分散病人精神活动的指向，改变脏气紊乱的状况，以治疗情志因素所引起的疾病的一种心理疗法。古代的"祝由"就属这种治疗方法。

移精变气常用的方法，一是精神转移，二是情志导引。所谓精神转移，是将患者的精神活动从不良的心态上转移、分散至其他方面去，以缓解或消除病态。古人用音乐歌舞、祝由等转移病人的注意力。而情志导引则是通过"调气""调心"来引导和控制病人的精神意念活动，达到移精变气的治疗目的。

金元时期的医家张从正在《儒门事亲》中记载了很多心理治疗病案，其中有一个病案是"习以为常"疗法：卫德新的妻子在旅途中寄宿于客栈的楼上，当天晚上夜遇盗贼放火抢劫，受到惊吓，从床上摔了下来。从此以后只要听见有一点响声，便会惊倒，不省人事。迫使家人行动都蹑手蹑脚，不敢碰出一点声响。这种病态一年多不能解除，许多医生多从镇静安神治疗，用人参、珍珠及定志丸之类均没有效果。请来张从正诊断后，他认为这是惊恐之后伤胆。于是叫两个侍女抓住妇人的两手按在高椅之上，面前放置一小茶几。张从正说："娘子请看这里。"便用木块猛击小茶几，妇人大惊。张从正忙解释："我用木块击茶几，有什么可惊慌的呢？"待她稍平静后，又击一次，引起的惊恐就轻缓些了。再等一会儿又连续这样击了三五次。之后又用木杖击门，进一步叫人在她背后划窗户，病人逐渐能够安定，不仅不惊恐，而且笑了起来。当天晚上又叫人敲击她的门窗，从傍晚一直到天亮。这样一两天之后，即使听到打雷妇人也不惊惧了。这个病案近似于现代的系统脱敏疗法，先找出产生惊恐的原因，通过表演充分暴露其所恐惧的事物，分阶段"脱"其对声音"过敏"的恐畏心理，逐渐地松弛其反应，最后完全抑制恐惧，达到治疗效果。

（5）占梦术。弗洛伊德所创立的心理学是精神分析心理学，他善于从梦进行心理分析。实际上在中国，对"梦"的解析和对梦病的治疗很早就出现了。占梦即释梦，对梦的分析和解释。占梦在商朝就已经十分盛行，当时的占梦是分析梦的含义及所预示的吉凶，其中也包含了对身体健康状态的预示分析。《黄帝内经》成书时，中医学对睡眠和梦的认识已经与人的生理、病理、精神情志活动联系起来，对梦进行了较为系统的阐述。《黄帝内经》中列有专篇——《灵枢·淫邪发梦》，在梦的成因及梦病病机、诊断、辨证治疗等方面提出了有价值的见解。

自《黄帝内经》后，中医在释梦的方法和梦病的治疗上有了很大的发展。释梦具有心理治疗的作用。如《晏子春秋》中记载:春秋时期齐景公生病了,有天晚上做了一个梦,就请晏子(齐国大夫)解梦。齐景公说:昨晚上做一梦,梦与二日斗,打不赢二日,是不是我要死了? 晏子说:你的病属阴,日即为阳,一阴不胜二阳,你的疾病就要好了。晏子的解释是针对齐景公怕死恐惧的心理,意在改善他的精神状态,使其心理得以满足,从而战胜疾病。果然,齐景公的病三天后便好了。

(6)摄心术,古代又称"催魂大法",即控制人的心理、行为、意志的技巧。我们往往是从书上或电影、电视上了解它,施法的人拿个水晶球或者一个链子拴住的坠物,让被施法人盯着,然后丧失了意志,被施法人所控制。中国的摄心术(包括催眠、祝由、暗示等)与西方现代心理学的暗示术、催眠术很相似。比如暗示疗法,在《北梦琐言》中载:唐时一妇人误食一虫,常疑之,由是致疾,频治不愈,请吴元祯医之。吴以药探吐,以盆盂盛之。当吐时,诳言腹中小虫已吐出,随后病人的病就好了。

2. 中医心理疾病常用药物治法

中医典型的心理疾病有郁证(抑郁症)、卑慄(恐惧症)、不寐(失眠症)、脏躁(更年期综合征等)、百合病(神经症)、梅核气(神经症)、癫狂(精神病)等。心理疾病的治疗关键是要辨证施治。在临床上,对中医心理疾病常用药物治法如下。

(1)疏肝解郁法,是使用疏通郁结的药物,以使肝气条达舒畅的一种治疗方法。

本法适宜于因情志不遂、肝气郁结等,使气机运行不畅、血行瘀滞等引起的病证。通过疏肝理气解郁以宁心安神,以治疗肝气郁结所致的心神不安。

代表方有逍遥散、四逆散、柴胡疏肝散等。

(2)涤痰开窍法,指化痰除湿而通闭开窍的一种治法。本法通过荡涤痰浊,佐以调气芳开,使痰浊除而机窍开,神明不蔽而苏醒。

本法适用于痰湿闭阻气机,蒙蔽清窍而致痰涎壅盛、心神不安、神志异常。

代表方有温胆汤、礞石滚痰丸等。

(3)活血化瘀法,是能促进血行、消散瘀血的一种治疗方法。通过活血化瘀,调畅营血以安神定志。

本法适用于瘀血内阻、心神失养的心神不安。

代表方有血府逐瘀汤、桃核承气汤等。

(4)滋阴潜阳法,指用滋阴与重镇潜降之品,以滋养肝肾之阴,镇潜上亢之阳的治疗方法。

本法适用于肝肾阴虚而肝阳上亢之证。

代表方剂有杞菊地黄丸、天麻钩藤饮、镇肝熄风汤。

（5）养心安神法，通过补养心之气血阴阳以育养心神，使神藏心安的一种治法。本法以治虚、治本为主，同时使用收敛宁心的药物以安神定志。

本法适用于心气血阴阳虚损而致心烦、夜寐不安，甚则言行失常、精神恍惚、常悲伤欲哭，或失眠、头晕、心悸、精神衰疲、不耐思虑、梦遗健忘等。

代表方剂有养心汤、黄连阿胶汤、酸枣仁汤、甘麦大枣汤、炙甘草汤、桂枝加龙骨牡蛎汤等。

（6）益智健脑法，就是通过服用有益于大脑生长发育的中药和方剂，起到补益脑髓的作用。此法重在补益脑髓之不足，消除脑细胞的疲劳，调节脑神经的兴奋与抑制，改善脑组织的功能失调。

本法主要适用于神经衰弱、神经症及各种脑神经损伤导致的记忆力下降、痴呆、脑萎缩等。

代表方剂有菖蒲益智丸、定志丸等。

3. 其他治疗

养生功疗法多用放松功进行治疗；音乐疗法仍在摸索的过程中；针灸、推拿按摩等疗法按照中医辨证施治进行治疗。

（根据董湘玉老师讲座稿整理）

经方治疗神志疾病

一、经　方

"经方"原意是古人对经验药方的称谓。现在我们所称"经方",有特指的意思,就是对《伤寒论》和《金匮要略》(合称《伤寒杂病论》)方子的称谓。经方是把汉代以前的在临床上用之有效的方剂的精华集中在一起,所以后世就称《伤寒杂病论》为"经方之祖"。经方积累了古人长期的医疗经验,是经过数千年实践检验而被证实了的经验方。

二、神志疾病

神志疾病是指以精神意识、思维活动、情感异常为主的一类疾病。中医的神志疾病类似于西医心理障碍、神经症、精神疾病、心身疾病等。

中医神志疾病实际上涵盖了所有西医的这些病。随着现代社会的进步,生活节奏的加快,来自生活、工作诸多方面压力的增加,神志疾病发病率有逐年增高的趋势,因此越来越受到社会的关注,特别是心身疾病。心身疾病这个概念是在 20世纪 30 年代德国的医学家提出来的,它的提出证实了现代发病率和死亡率最高的疾病,如癌症、心血管疾病、糖尿病等都属于心身疾病,都与心理因素有着密切的关系。中医治疗这类疾病有着独特的优势,特别是用《伤寒杂病论》中的经方,对神志疾病的疗效显著。

三、经方治疗神志疾病的思路

(一)辨证思路

1.方证相应使用经方

方证相应是应用经方的主要辨证方法。这个方法是张仲景提出来的,在《伤寒论》中"通脉四逆汤"方后注"病皆与方相应者,乃服之",疾病和方剂的适应证相符就可服用。在《伤寒论》中就有"桂枝证""柴胡证"等。有是证,则用是方;无是证,则无是方。抓住证,就能用经方治今病,也许病名不一样,也许病因不清楚,只要抓住证,就会有好的疗效。

2. 辨识病机证候使用经方

有时使用经方,往往用辨识疾病的病机证候,根据经方的组成而用。

例如小柴胡汤。虽然没有往来寒热,胸胁苦满,但若是肝郁脾虚、寒热虚实错杂证,我常用小柴胡汤。因为柴胡、黄芩是肝胆药(寒药),人参、半夏、大枣、甘草是健脾药(温药),体现了舒肝健脾、寒热兼治。

再如炙甘草汤。虽然没有"脉结代,心动悸",但温阳补气、滋阴补血药为炙甘草汤主要的组成。桂枝、甘草、人参、生姜温阳补气,生地、麦冬、阿胶、火麻仁、大枣滋阴补血,所以也可以用于阴阳两虚证,特别是心的阴阳两虚证。

(二)具体应用

1. 原方直接使用

在治疗神志疾病时,常"有是证,用是方",而用原方。

2. 原方化裁方

往往是后世医家对经方的化裁应用,也是后世经验方。如在四逆散基础上化裁的柴胡疏肝散、血府逐瘀汤,在小半夏加茯苓汤基础上化裁的温胆汤,等等。

3. 经方合用

实际在《伤寒杂病论》中,常常看到有是证用是方,有二证两个方,如前面所说:柴胡桂枝汤为柴胡汤合桂枝汤,桂枝新加汤为桂枝汤合人参汤等。我个人在治疗神志疾病方面,常常合用经方,如小柴胡汤合半夏厚朴汤治疗小柴胡汤证兼气滞痰阻,小柴胡汤合芍药甘草汤治疗小柴胡汤证兼强化柔肝等。

4. 经方与时方合用

如甘麦大枣汤合玉屏风散治疗自汗、盗汗,当归芍药散合痛泻要方治疗情志不舒、腹痛等。

5. 注重病人体质

经方治病着眼点是"人"而不是"病"。所以《伤寒杂病论》中,经常使用"其人……""酒客""湿家""失精家""尊荣人""淋家"等,说的是人的体质而不是人的病。比如黄芪桂枝五物汤在《金匮要略·血痹虚劳病脉证并治》中是用于治疗"尊荣人"的血痹证。此处"尊荣人"即养尊处优的人,是外强中干的体质,如果感受了风寒,就会气血凝滞,而造成血痹证。

如果病人苔黄腻,就不用桂枝,因为"若酒客病,不可与桂枝汤,得汤则呕,以酒客不喜甘故也"。平素嗜酒的人,湿热内盛,用桂枝或桂枝汤,甘味能增湿,湿热更重,可使胃气上逆而产生呕吐。因此,不只是嗜酒的人,凡是湿热重体质的人,不用桂枝或甘药。

6. 药物加减

(1)药证相应,也就是药物的主治。经方中的每一味药都有它的位置和它的主治。认识了药物主治,才会知道方剂的加减。

甘草　甘草起到甘缓的作用。大黄配上甘草,则加强清热的作用,弱化了泻下的作用,让大黄的清热作用在体内持续进行。如果去了甘草则大黄有较强的泻下作用,清热作用不能持久。

干姜附子汤和四逆汤的区别就是四逆汤多了一味甘草,但它们的功效就有所区别,可以说干姜附子汤是回阳,而四逆汤是温阳,区别就在甘草能缓。所以急于回阳用干姜附子汤;慢性病或急救之后,应用四逆汤。

同样,芍药甘草汤为阴柔剂,芍药服后会腹泻,特别是大量使用时,但加甘草就可以克制芍药的过于阴柔而泄泻。

芍药　桂枝汤可以调和营卫,但它用于胸阳不振时则要去掉芍药,因为芍药敛阴,有碍温通阳气,所以要去掉。

炙甘草汤用于治疗心阴阳两虚,也是桂枝汤的加减方。炙甘草汤用于治疗心脏病也较多,很多心脏病虽然也阴阳两虚,但总偏心阳不振。因此,桂枝汤去芍药,就是怕有碍温通阳气。临床有胸满时不用。

(2)叶天士的化裁法。清代温病学家叶天士非常推崇《伤寒杂病论》,称其为"仲景圣法",他用经方的频率很高,并且因证化裁,他化裁的办法就是找到每一经方所寓的"法"。如神志疾病常用的黄连阿胶汤,往往用于治疗心肾阴虚、心火亢盛的神志疾病。

在《伤寒论》与《金匮要略》中,对神志疾病的论述有 3 种情况:一是神志疾病的专篇论述;二是其他篇章中的神志疾病;三是其他疾病出现的神志症状。

（一）专篇论述的神志疾病

《金匮要略》中专篇论述的神志疾病见表4-6。

表4-6 《金匮要略》中专篇论述的神志疾病

篇　名	疾　病	方　剂
《百合狐惑阴阳毒病脉证并治》	百合病	百合汤类方
《奔豚气病脉证治》	奔豚气	奔豚汤、桂枝加桂汤、苓桂枣甘汤
《惊悸吐血下血胸满瘀血病脉证治》	惊　悸	桂枝救逆汤

（二）其他篇章中的神志疾病

《金匮要略》中其他篇章中的神志疾病见表4-7。

表4-7 《金匮要略》中其他篇章中的神志疾病

篇　名	疾　病	方　剂
《妇人杂病脉证并治》	炙脔（梅核气）	半夏厚朴汤
	脏　躁	甘麦大枣汤
《血痹虚劳病脉证并治》等	失　眠	酸枣仁汤

（三）其他疾病中出现的神志症状

《伤寒杂病论》各种疾病中的神志症状见表4-8。

表4-8 《伤寒杂病论》各种疾病中的神志症状

病　名	神志症状
烦　躁	"烦躁""烦""躁""心烦""心中烦""心中懊侬"
惊　悸	"惊""怵惕""惕而不安"
失　眠	"不得卧""不能卧""不得卧眠""卧起不安"
癫　狂	"发狂""如狂""惊狂""谵语""郑声""独语如见鬼状""循衣摸床""捻衣摸床"
奔豚气	"奔豚"
心神不宁	"默默""心愦愦""恍惚心乱""喜忘""冒""眩冒""郁冒"

这些神志症状,因不同疾病的病因病机不同、辨证不同,治法也就不一样。临证可方证相应,或根据病因病机的不同,选定相应的经方来治疗神志疾病。

五、用经方治疗神志疾病的体会

(一)方证相应治疗神志疾病

以治疗女性更年期综合征为例,见表4-9。

表4-9 方证相应治疗更年期综合征

主 症	条 文	用 方
烦躁,往来寒热,潮热汗出	《伤寒论》96条:"伤寒五六日,中风,往来寒热,胸胁苦满,默默不欲饮食……小柴胡汤主之。"	小柴胡汤
烦躁,发热,汗出多,恶风	《伤寒论》13条:"太阳病,头痛发热,汗出恶风者,桂枝汤主之。"	桂枝汤
烦躁,往来寒热,潮热汗出,恶风	《伤寒论》96条、13条	柴胡桂枝汤
烦躁,失眠,舌红,苔少	《伤寒论》303条:"少阴病,得之二三日以上,心中烦,不得卧,黄连阿胶汤主之。"	黄连阿胶汤
焦虑,烦躁,很想哭泣(脏躁)	《金匮要略·妇人杂病脉证并治》:"妇人脏躁,喜悲伤欲哭,象如神灵所作,数欠伸,甘麦大枣汤主之。"	甘麦大枣汤
心肝血虚,失眠(症状、体征)	《金匮要略·血痹虚劳病脉证并治》:"虚劳虚烦不得眠,酸枣汤主之。"	酸枣仁汤
心烦,坐也不是,站也不是,睡又睡不着,吃又吃不下,似热无热,似寒无寒	《金匮要略·百合狐惑阴阳毒病脉证并治》:"意欲食,复不能食,常默默;欲卧不能卧,欲行不能行,饮食或有美时,或有不用闻食臭时,如寒无寒,如热无热,口苦,小便赤……"	百合地黄汤、百合知母汤
失眠,心胸烦闷不适	《伤寒论》76条:"发汗吐下后,虚烦不得眠,若剧者,必反复颠倒,心中懊恼,栀子豉汤主之。"	栀子豉汤

（二）根据病机证候用方治疗神志疾病

根据病机证候用方治疗神志疾病，见表4－10。

表4－10　根据病机证候用方治疗神志疾病

调畅气机法	疏肝理气法	柴胡汤类方	四逆散	肝郁气滞证
			小柴胡汤	肝郁脾虚证
			大柴胡汤	肝郁气滞腑实证（少阳，阳明）
			柴胡桂枝汤	肝郁脾虚、营卫不调证
			柴胡桂枝干姜汤	肝郁脾虚津伤证
	辛开苦降法		泻心汤	寒热虚实错杂证
			黄连汤	
			乌梅丸	
			干姜黄芩黄连人参汤，	
	平奔豚法		奔豚汤	肝气上逆证
			桂枝加桂汤	阳虚，气水上逆证
			苓桂枣甘汤	阳虚，欲作奔豚证
清热法	清宣郁热法		栀子豉汤类方	烦热，心胸不舒（属于实热证）
			栀子厚朴汤	烦热，心胸不舒，又有腹胀
	辛寒清热法	白虎汤类方	白虎汤	热甚伤津证
			白虎加人参汤	热甚津气两伤证
			竹叶石膏汤	热甚津气两伤，胃气不和证
	苦寒清热法		泻心汤	实热证
泻下法		承气汤类方	小承气汤	热盛腑实证（重在通腑）
			调味承气汤	热盛腑实证（重在泄热）
			大承气汤	热盛腑实证（泄热与通腑俱重）
涤痰开窍法			半夏厚朴汤	气滞痰阻证
			厚朴生姜甘草人参半夏汤	气滞痰阻气虚证
			小半夏加茯苓汤	
			小陷胸汤	
活血化瘀法			桃核承气汤	腑实瘀血内阻证
			桂枝茯苓丸	瘀血证（妇科）
			下瘀血汤	瘀血证（妇科）

续表

			百合汤	心肺阴虚证
补虚法	滋阴法	滋阴	甘麦大枣汤	心脾两虚证
			麦门冬汤	
		滋阴清热	黄连阿胶汤	心肾阴虚火旺,心肾不交证
			百合知母汤	心肺阴虚,虚热内扰证
			酸枣仁汤	心肝阴血虚,虚热内扰证
	温阳法		四逆汤	阳虚证
	滋补阴阳法		炙甘草汤	阴阳两虚证
			小建中汤	脾胃虚弱证
镇静安神法			柴胡加龙牡汤	少阳不和,惊悸不宁证
			桂枝甘草龙牡汤	阳虚惊悸不宁证
			桂枝加龙牡汤	阴阳不和惊悸不宁证
			桂枝救逆汤	阳虚痰浊,惊悸不宁证

1.调畅气机法

(1)疏肝理气法。

代表方:四逆散、小柴胡汤。

四逆散　用于治疗少阴阳郁。少阴阳郁,即阳气郁阻于内,不能外达四肢,出现了四肢冷的症状。可用四逆散来舒畅气机,通达郁阳。因为它有疏肝理气的功能,所以用于治疗神志疾病肝郁气滞证。如明代张景岳就在此基础上加了香附、川芎、陈皮,称为"柴胡疏肝散";清代王清任在此基础上加味成了著名的血府逐瘀汤。

小柴胡汤　具有疏泄肝胆,和解少阳的作用。小柴胡汤往往用于治疗肝郁脾虚,寒热虚实错杂,升降失常的神志疾病。小柴胡汤之所以用得广泛,我认为:①小柴胡汤"和枢机",起到中轴的作用,调节上下内外;枢机利则全身调和。②小柴胡汤是寒温并用,攻补兼施,升降协调的方剂。临床上单纯的表证、里证、寒证、热证、虚证,或实证是不多的,往往都错杂出现,所以此方在临床非常实用。③小柴胡汤"但见一证便是,不必悉具",只要主要方证见到一证便可用(往来寒热、心下苦满),或者病机属于肝郁脾虚证都可用。

(2)辛开苦降法。

辛开苦降法是利用药物的性、味来调整气机的病变。张仲景喜欢用辛开苦降法来疏通气机,辛味药物具有发散(上)、行气的作用,苦味药物具有降泄、通下的功效。辛、苦药味的组合,一升一降,共同完成气机疏通、宣发及排泄、降浊的全过程,共同调整气体的运行。

代表方:半夏泻心汤。

半夏泻心汤 是治疗气机壅滞中焦,升降失常,寒热错杂,虚实并见的痞证的方子。在神志疾病运用中,凡是气机不畅,寒热错杂,虚实并见的证候就可用之。

(3)平奔豚法。

平奔豚法是用于治疗奔豚病的。奔:奔走,奔跑之意;豚:指小猪。奔豚即指奔跑的小猪。奔豚病患者自觉有水气从小腹上冲胸咽,有如奔跑的小猪,感觉非常痛苦,甚至有濒死的恐怖感,但随后上冲之气渐渐平复,恢复常态,故以此称为奔豚病。奔豚病是典型的神志疾病。

因为奔豚病也是表现为气机逆乱的,所以放在调畅气机中体现。

张仲景认为奔豚病的病因:一是惊恐伤阳气,或心肾阳气本虚,下焦寒气循冲脉上逆,发生奔豚;二是由于情志不遂,肝气循冲脉上逆,发生奔豚。

代表方:桂枝加桂汤、奔豚汤。

桂枝加桂汤 用于治疗心肾阳虚,致使寒气从小腹上冲,上凌心阳的奔豚证。桂枝加桂汤就是桂枝汤加重桂枝的量。桂枝汤是调和阴阳的,再加重桂枝量,一是温助阳气的作用更强,二是具有平冲降逆的作用。

奔豚汤 是治疗肝郁奔豚的方子。用以治疗情志不遂,致使肝气循冲脉上逆的奔豚病,用奔豚汤养血平肝,和胃降逆。现代往往将其用于:西医的腹型癫痫、狂躁型精神分裂症、神经症、癔症等。

方中的李根白皮(李子树的根皮)药房往往没有,因此常以桑白皮代替,也有用川楝子代替的,与李根白皮功效相似。

2. 清热法

清热法,这里主要是指清实热。在神志疾病过程中热证是多见的,气滞、痰饮、瘀血等都可能郁而化火生热,故清热法是常用的治法。清热法包括清宣郁热法、辛寒清热法、苦寒清热法。

(1)清宣郁热法。

清即清热,宣即从上宣发郁热,说明热在上焦,要用宣发的治法。代表方是栀子豉汤。

栀子豉汤 是治疗热扰胸膈,气机不利,心神被扰所致的虚烦、不得眠、心中懊恼、反复颠倒的方子。

现代用栀子豉汤治疗神志疾病较多,临床往往用于治疗心烦、不寐、郁证、狂证等。一般是以邪热郁扰胸膈为其基本病机,以心胸烦闷、卧起不安为主要症状。

从这个方子可以看出,张仲景清宣郁火,不用黄连、黄芩而用栀子,虽然黄连、黄芩、栀子均苦寒,都能清热泻火,但栀子体轻上浮,具有宣散的特性,黄连、黄芩苦寒,专于泻火下行,不利郁热的宣泄,所以后世医家继承张仲景用药法,在治疗心烦时用栀子,而不用黄连、黄芩。用此方关键是要有心胸烦闷、卧起不安。

(2)辛寒清热法。

是清阳明经热的治法。这种热的特点是在有热的同时,有不同程度的伤津耗液。辛寒清热法具有清热、生津的作用。代表方为白虎汤。

白虎汤 是治疗阳明经热盛的方子。阳明经热扰及神志,就会出现烦躁甚或谵语。

用辛寒清热法,关键是热甚,已伤阴津。

(3)苦寒清热法。

苦寒既可清热解毒,也可以燥湿,用于实热证。神志疾病中的心火亢盛,肝火上炎,胃热壅盛,湿热内阻等都可用苦寒清热法。

代表方:泻心汤。

泻心汤 是《金匮要略》中的方子,用于治疗上焦实热和心下热痞,比《伤寒论》中的大黄黄连泻心汤多一个黄芩,往往用于神志疾病的实热证(湿热证)。

对于三类清热方子的区别,我的体会为:栀子豉汤类主要用于热在胸膈、上焦,表现有烦躁;白虎汤类主要用于热盛伤阴津,汗多,苔少;泻心汤主要用于热盛湿重,苔黄厚。

3. 泻下法

代表方是大承气汤。

大承气汤 是治疗阳明燥热、实邪内结的方子。邪热扰心,腑气壅滞,就会出现一系列神志症状,如"心中懊恼而烦""谵语""不能卧"等。大承气汤可破滞除满,通便泻热。

三种承气汤都是治疗神志疾病的有效方子,特别是癫狂、失眠,凡属热盛腑实证都可以用。

三种承气汤均用于治疗热盛腑实证,但有不同的侧重点:小承气汤重在通腑;调味承气汤重在泻热,大承气汤泻热与通腑之力俱强。

现代临床上三种承气汤主要用于治疗阳明腑实证的神志疾病,特别是现代医学中的狂躁型精神分裂症。

4. 涤痰开窍法

代表方为半夏厚朴汤。

半夏厚朴汤　具有理气化痰的功效,是《金匮要略》中的方子,是治疗"妇人咽中如有炙脔"(烤肉)的方子,即咽喉部就像有一块烤肉,吞之不下,咯之不出。"咽中如有炙脔"是由于情志所伤,肝气郁结,气滞痰凝所致。张仲景认为女子发病更为多见,所以放在《妇人杂病脉证并治》中。

5. 活血化瘀法

代表方:桃核承气汤。

桃核承气汤　是治疗太阳蓄血证的方。太阳蓄血证的神志症状表现为:其人如狂。病机:邪气入腑化热,和血互结于下焦,血分浊热上扰心神所致。桃核承气汤泄热行瘀。后世桃核承气汤常用于治疗热与血结的狂证(精神分裂症)。有人报道,用此方治疗女性周期性狂躁型精神分裂症有很好的效果。

6. 补虚法

补虚法包括滋阴法、温阳法、滋补阴阳法。

(1)滋阴法。阴虚,虚阳上亢,扰及心神,就会出现神志症状。滋阴或者滋阴清热,是治疗神志疾病的一个重要方法。滋阴用于阴虚证,而滋阴清热用于阴虚热象明显的证候。

滋阴常用方有百合汤和甘麦大枣汤。

百合汤　百合汤可养阴清热,滋养心肺之阴。百合汤及其类方,是治疗百合病的方剂。百合病是《金匮要略》中专篇专论的一种神志疾病。百合病病机多为热病之后,余热未尽,或由于情志不遂,郁而化火,致心肺阴虚,心神失养。百合病的神志症状为想吃吃不下,想睡睡不稳,想走走不动,身上似乎怕冷,但又不冷,似乎有热,但又不发烧,经常默默无语等。

治疗百合病的方有7个,代表方是百合地黄汤。临床可方证相应治疗百合病及其他的神志疾病。

甘麦大枣汤 是《金匮要略》中治疗脏躁的方子。

脏躁完全是一种神志症状,主要症状就是心烦悲伤想哭。脏躁的病机,后世以方测证探讨较多,主要认为是心脾两虚,阴血不足,肝郁化火。

甘麦大枣汤可补益心脾,养血安神,现代临床多用于治疗属于心脾两虚、心神失养的神志疾病。我在临床中常用小柴胡汤加甘麦大枣汤治疗失眠、更年期综合征、儿童抽动症、精神分裂症等。

滋阴清热常用方有黄连阿胶汤和酸枣仁汤。

黄连阿胶汤 是治疗少阴热化证的一个方子。少阴热化证表现很突出的一个症状为不得卧。黄连阿胶汤是治疗心肾阴虚、心肾不交、虚热内扰的方子,可滋阴清热、交通心肾。

我在临床常常用其治疗阴虚虚热的失眠,或与酸枣仁汤合用,或与百合地黄汤合用。要注意的是,方中黄连量不能太小,鸡子黄必须在药温时放进去搅散,不能冲成蛋花。

用此方时,不但要有阴虚症状,而且火旺症状很重,表现在舌红(杨梅舌)。

酸枣仁汤 是《金匮要略》中治疗虚劳失眠的主方。虚劳失眠的神志症状为虚烦不得眠,是肝阴不足、虚热内生、上扰心神所致。酸枣仁汤可益肝养血,养心安神。

因为酸枣仁汤是治虚劳心烦失眠的主方,现代常用于治疗属于心肝血虚,虚热内扰的心烦失眠、惊悸、焦虑症、抑郁症等。

(2)温阳法。

四逆汤 是治疗少阴寒化证的主方,亦可治疗阳衰阴盛证。

临床有不少表现为肾阳虚阴寒盛的神志疾病,我往往用四逆汤加减治疗。前面讲了四逆汤、干姜附子汤的区别,神志疾病往往时间较长,用药不宜太峻猛,故用四逆汤较合适。特别是对于一些久治不愈的失眠,往往从阳气、从瘀血入手,能收到意想不到的效果。

因为四逆汤是治少阴证的方子,病人一定有"脉微细,但欲寐"、舌质淡的表现。

(3)滋补阴阳法。

有些神志疾病病人表现为阴阳两虚,比如心阴阳两虚的失眠等,就要用滋补阴阳的治法。代表方为炙甘草汤。

炙甘草汤 是治疗"脉结代,心动悸"阴阳气血两虚、心失所养证的方剂。它可以滋阴养血,通阳复脉。

后世历来将炙甘草汤作为治疗心悸的主方,凡气血阴阳俱虚之心动悸、脉结代,皆可用之。也常用它治疗阴血亏虚,气血不足引起的神志疾病。虽然病人并没有"脉结代,心动悸",但如果是阴阳两虚都可以用此方。

7.镇静安神法

镇静安神,主要是方中有重镇安神药,用于心神不定、惊悸不宁、癫狂谵语等,代表方为柴胡加龙牡汤。

柴胡加龙牡汤 是治疗少阳病经气不利,胆火扰心,心胆不宁(心烦、惊恐、谵语)的方剂。它可以和解泄热,镇惊安神,用于现代临床辨证为肝气不舒、痰火内扰、心胆不宁的失眠、癫痫等神志疾病。

此方因铅丹有毒,常以生铁落或琥珀粉代替。

我在临床很喜欢用此方,凡神志疾病,方证相应的小柴胡汤证,兼有惊悸不安,或易紧张汗出,或睡眠不实梦多,都用此方。

这是治疗神志疾病的 7 个大法,但临床上神志疾病是复杂的,往往多法同用,灵活应用。

以上是我用经方治疗神志疾病的一些体会,不足之处,还望大家多多原谅!

(根据董湘玉老师在国家级继续教育培训班上的讲话稿整理)

学习和研究中医心理学的意义

一、中医现代化的需要

2005 年 10 月 10 日是第十四个世界精神卫生日。今年的主题是"心身健康,幸福一生"。原卫生部副部长陈啸宏在讲话中指出,精神疾病是在各种生物学、心理学以及社会环境因素影响下人的大脑功能失调,导致认知、情感、意志和行为等精神活动出现不同程度障碍的疾病,不仅严重影响精神疾病患者及其家属的生活质量,同时也给社会带来沉重的负担。加强精神卫生工作,做好精神疾病的防治,预防和减少各类不良心理行为问题的发生,关系到人民群众的身心健康和社会的繁荣稳定,对保障我国经济社会全面、协调和持续发展具有重要意义。他说,我国正处于社会转型期,各种社会矛盾增多,竞争压力加大,人口和家庭结构变化明显,严重精神疾病患病率呈上升趋势。与此同时,儿童和青少年心理行为问题、阿尔茨海默病和抑郁、药品滥用、自杀和重大灾害后受灾人群心理危机等方面的问题也日益突出。精神和神经疾病在我国疾病总负担中排名居首位,约占疾病总负担的20%,不仅给家庭带来了沉重负担,同时还造成了一些社会问题。

"中医现代化"已经提出多年,从 20 世纪 50 年代开始,党的第一代领导集体就提出了要"整理和挖掘祖国医学宝库",并要求努力开发新医学。在今天改革开放大好形势下,中医现代化面临着更大的机遇和挑战。中医学界虽然对"中医现代化"有不同的理解,但都认为其必须随着时代的进步而发展。祖国医学从它的理论体系建立以后至今已经有 2000 多年的历史了,它之所以能一直传承下来,是因为它有着丰富的内涵、系统的理论体系和非常好的临床疗效。在其他国家传统医学大部分被淘汰的情况下,中医学仍然很好地存在着,并且对治疗现代病也有着独特的疗效。它的神奇还表现在可以治疗世界都感到棘手的疾病。

1992 年,科学技术部下属的中国科学技术信息研究所承接了一项名为"中医药发展战略研究"的国家软科学研究计划重大项目。在 10 多年的研究中,课题组得出的结论是：中医是理论医学，可以应对一切新发现的疾病。中医药的真正优势在于它的理论是在几千年实践中总结出来的理论。

1. 非典型病原体肺炎（"非典"）

2003 年"非典"期间，这个课题组南下广州调研中医治疗"非典"的疗效，并最终拿出了一份在业内引起反响的调研报告——《中医可以解决"非典"问题》。

2003 年"非典"的突然袭击，使人类措手不及，造成了全球的恐慌。而在中国，中医药发挥了无可取代的效力。据世界卫生组织统计：全球共有 32 个国家共出现 8400 多例"非典"患者，其中中国（包括香港和台湾）有 7700 多例。全球死亡率为 11%，香港为 17%，台湾为 27%，中国大陆为 7%（其中广东死亡率为 3.8%）。广州与香港地理气候、生活习惯都有可比性，为什么差别那么大呢？其差别在于有无中医参与治疗。广东省中医院最早收治"非典"病人，一开始没有经验，请西医会诊，参照西医的方法用了大量激素，但效果并不理想，死亡率与西医院差不多。广东省中医院的医生很快认识到这个问题，综合全国各地名老中医的经验，探索出中医的治疗方案进行中医药治疗。2003 年 4 月 13 日，中国科学技术信息研究所"中医药发展战略研究"课题组赴广州调研中医治疗"非典"的效果。拜访了广州中医药大学的著名教授，并调查了该校两个附属医院治疗"非典"的情况。依据确凿的事实，课题组肯定了中医治疗"非典"的疗效，应该尽快总结经验，在全国乃至全世界推广。最后中医治疗"非典"的疗效得到世界卫生组织专家肯定。世界卫生组织专家成员马奎尔博士 2003 年 4 月 7 日在广东省实地考察时由衷地发出赞叹："中医治疗非典型肺炎的效果非常神奇！"另一位专家詹姆斯博士在考察广东省中医院后对中医治疗效果予以很高评价，并称中医的经验"对在世界范围内上升为常规治疗有非常大的帮助"。

世人多不理解中医没有细菌学说，却能治疗传染病，对病毒性传染病的治疗效果甚至处于世界领先地位。他们不知道中医虽无细菌学说，但细菌早已被概括于"邪气"之中。中医对付各种"邪气"有着非常多的办法。"非典"是中医所说的瘟疫，中医治疗瘟疫已经有很久的历史。一次是东汉末年，伤寒流行，张仲景治疗伤寒，最后写成中医临床著名的《伤寒杂病论》。第二次是宋、金、元时期，由于战乱引起疫病流行，在抗击瘟疫中形成了"金元四大家"。第三次是明清时期，温病横行，与温病做斗争的过程中温病学说诞生。这些都成为中医治疗传染病的重要指导理论。

2.艾滋病

2003 年下半年,"中医药发展战略研究"课题组在调研中发现,河南省等艾滋病比较严重的地区出现了一些中医介入并取得良好疗效的现象。为此,课题组先后 10 余次深入到河南省艾滋病重灾区实地调研。结果发现,用中医治疗艾滋病不仅成本低、疗程短、疗效显著,而且没有不良反应,深受疫区广大患者的认可和欢迎,具有独到的优势和潜力。课题组提出了用中医药治疗艾滋病的建议。

2004 年 10 月,"中医药治疗艾滋病研究"课题通过了科学技术部组织的专家验收。这一天,在国务院新闻办公室新闻发布会上,原卫生部副部长、国家中医药管理局局长佘靖向外界宣布,国家中医药管理局已经成立中医药防治艾滋病工作协调小组和专家组,制订了中医药防治艾滋病 2004—2005 年工作计划,并组织开展了五省艾滋病中医药关怀治疗项目,现已开始对河南、河北等 5 个省 2300 名艾滋病患者免费进行中医药治疗。

另外,前面已经说到的中医是自然疗法,而世界现今的趋势就是崇尚自然疗法。

既然中医是理论医学,可以应对一切新发现的疾病,就必须把它发扬光大,让它现代化,为现代服务。

二、现代人健康的需要

什么是健康?不一定人人都能正确认识,很多人认为身体没有缺陷、生理上没有疾病就是健康,过去传统的定义也是这样的。随着社会的进步,这个认识已经过时了。世界卫生组织已经给"健康"重新定义:健康不仅仅是没有疾病和残缺,而且应在生理上、心理上和社会适应能力都处于完好的状态。也就是说,人的健康应该是三个层面的内容:一是身体上没有残缺,生理上没有疾病;二是心理上是健康的;三是对社会的适应能力也处于一种完好的状态。世界卫生组织提出的这个健康新概念对健康认识得更加全面和科学。

1.对疾病产生的原因认识逐步提高

过去认为疾病的产生是因为细菌、病毒侵犯人体,因此抗生素被广泛地运用在临床上,有效地抑制了细菌、病毒的侵犯,细菌、病毒所引起的疾病得到了有效的控制。如今经济发展了,卫生条件得以改善,减少了细菌、病毒的感染和传播,人类的疾病谱也发生了改变,慢性病、文明病、富贵病、与精神因素有密切关系的病都凸显了出来。据美国专家的统计,人类的十大死因中,在第二次世界大战前主要是传染病,而在战后变成了与精神因素有密切关系的心脑血管疾病、癌症等。

2. 认识到人的心理与生理、病理有密切关系

人类逐步认识到人是高级动物,所以不同于一般动物,其中一点就是人有发达的大脑和非常复杂的心理功能。人的生理活动与心理活动是相互联系,又相互影响的。如果心理不健康,可以致使生理功能失常或出现机体器质性的病变。不少人都有这样的经历:当你悲伤或是生气时,会出现头疼、胃痛、失眠、血压增高等。有的人失去亲人,长期忧伤,情绪恢复不过来,不久就患上了癌症。这是因为支配我们心理活动的神经系统,同时也是我们体内各个器官、组织的支配者。心理上的每一个变化,都能引起肌肉、心率、血压、呼吸、代谢和体温等一系列的生理变化。例如,愤怒时,呼吸急促,心跳加快,血管收缩,血压升高;悲伤时,肠胃蠕动下降,消化液分泌减少,食欲锐减。所以,在我们皱眉、咬唇、瞪眼、切齿之时,身体内部也在"翻江倒海"。当某种强烈的心理活动爆发时,其在我们体内引起的生理反应,不亚于参加一次激烈的体育运动。如果情绪的变化是短暂的,对身体的影响仅仅是功能上的,但是,如果我们经常处于消极或紧张的不良心理状态之中(如焦虑、抑郁、悲伤、恐惧等),就可能使体内器官和组织出现器质性的病变,导致躯体疾病的产生。

3. 社会、心理因素是造成疾病的因素

人与一般动物不一样,人还是一个社会人(是社会成员),他在一定的社会环境中生活,他和他所处的社会环境是一个整体。每个人要和工作单位的同事相处,要和家庭成员相处,要和社会上各类人员相处。人的生理活动和心理活动只有在自己所处的环境中正常运转,才是一个健康的人。如果不能适应自己所处的环境,不能处理好人际关系,是不能适应社会的表现,也就是心理不健康的。因此,人类已认识到,社会、心理因素在人的健康中占有重要的位置。

4. 现代生活和工作节奏加快的影响

我们现在所处的时代,是一个生活、工作节奏比较快,信息量大,人际关系复杂的时代。因为人都是上进的,除了满足基本需求以外,还要不断适应社会的节奏,满足自己成功的渴望,因此常常处在一种节奏加快所造成的紧张状态之中。如果过于紧张,或者处理人际关系不当,自己又不会适当放松,使人处于一种长期的持续的心理紧张状态下,就会给人的健康带来了损害。因此,在现代,社会、心理因素已成为影响健康,导致疾病产生的重要因素。

当然,还有一些本身心理不健康(我们称人格的扭曲)的人。其对社会的适应能力差,表现为老是不合群,做些不被集体所理解和所认可的事,人很孤僻,不和任何人交流;或者老是带着讽刺的目光看待别人,或者别人做什么,他都见不惯等,自己非常不适应所处的社会环境。这样的人不但成就不了事业,而且自己也很痛苦。所以,心理健康在现代人的健康中占有很重要的位置。

健康包含了生理、心理、社会适应能力三个方面的内容,所以仅仅一个方面的健康,特别是仅仅身体没有病,心理不健康或对社会的适应能力不强,严格来说都不是健康状态,而是"亚健康"状态。

"亚健康"是健康人和不健康人之间存在一个过渡,似乎这样比说"心理有病"文明点,让人好接受点,其实都一样。无可逃避的事实是,今日"亚健康"的人太多了。有人提出现在这个时代将是心理医疗的鼎盛时期。

许多心理障碍的人,不像躯体疾病,可以通过化验血或尿、影像检查、听诊等检查出来。不说出感受,几乎无人会认为你有问题。至于焦虑、抑郁、恐怖和疑心病,这些内心的活动,通过故作镇静也会遮掩过去。心理障碍的人往往表现出活力降低、智力减退、反应能力减退、适应能力下降、情绪低落、心情烦躁、失眠健忘等。

有心理问题的亚健康现象非常多见,要认识、矫正、治疗它,首先我们应该转变观念,对健康有正确的认识。在中国这个意识还不是太强。

某高校前几年曾经发生过这样一件真实的事:这个高校的心理咨询中心刚成立时,由于考虑到该校的研究生楼较为安静和隐蔽,较适合开展心理咨询,于是把心理咨询中心设在了研究生楼里。不料研究生楼里的研究生们纷纷向校领导反映意见,强烈要求把心理咨询中心的牌子摘掉,其理由是把心理咨询中心的牌子挂在研究生楼前,别人还以为他们是"神经病人(精神病)"。从这一真实的事我们不难看出,对于什么是心理问题,如何面对心理问题和治疗心理问题,我国还存在认识和观念上的问题。连知识层次较高的研究生都如此看待,更何况一般的老百姓呢?

这个问题在贵阳中医学院也有体现,虽然成立了心理咨询室,但去的学生并不多,实际上有心理问题的学生不少,大家认为到心理咨询室是不正常的事,有很多学生实在解决不了心理问题,会去门诊看病。我想给大家说,心理问题就是一个一时过不去的坎,它的出现就像感冒发烧一样,有人帮你一下,马上就释放了,不然自己钻进牛角尖就不容易出来。

社会进步了,人类对人本身的认识越来越深刻,如果我们仍抱着陈旧的观点来看待健康,既不利于自身健康,也不能提高生活质量,更不利于事业的成功。

现在,经济发达的西方国家不但相信心理因素是致病因素,而且重视心理治疗。心理医生在欧美是一个倍受人们重视的职业,从总统、著名人物到普通群众,一生都有其固定的心理咨询师,他们认为任何人的心理都可能出现不健康的倾向,而心理治疗与咨询是现代人必不可少的一种美妙的精神按摩方式。他们有一句深入人心的名言:"一切的成就,一切的财富,都始于健康的心理。"

因此,心理治疗是当代人所不可缺少的,在不久的将来,心理治疗将在中国成为一种普及的治疗方法。

三、掌握中医心理学知识是中医医生的必备

(1)中医心理学是中医理论的一个重要组成部分。

(2)现代健康的观念除了生理上外,特别强调了心理健康。而"心身合一"正是我们中医的特色,而且中医对心理治疗的认识有独到之处,有较好的临床疗效。学中医的人一定要掌握这部分内容,在临床上就会自觉不自觉地运用心理治疗的方法去治疗病人,疗效将会更好。

(3)现代中医医生自身必须要有良好的心理素质。我们面对的是"病人",而不是"病",以良好的心态去与病人沟通,调动病人的积极性,疾病治疗将会事半功倍。

中医心理学不但有系统的理论,而且有独特的疗效和较好的治疗方法,它的优势在于:一是它的理论从来不把人的心理和躯体分开来看(不同于现代医学),所以在辨证治疗上是整体考虑的;二是中医治疗是当代最崇尚的无损伤的疗法,中药不良反应小(相比西药);三是中医有自己的意疗(相当于现在的心理咨询);四是除了中药外,中医还有多种治疗方法,如养生功、按摩、针灸、火罐等,是我们治疗现代人心理疾病的优势。我们每一个中医人都应该更好地使其发扬光大,为人民造福,这是我们义不容辞的责任。

(根据董湘玉老师授课手稿整理)

第五章

学 生 论 文 选 录

基于中医传承辅助系统的董湘玉老中医治疗
"不寐"病例组方规律分析

陈　颜

鉴于董老治疗"不寐"在临床上有明显的特色,取得了较为满意的疗效,故对临床侍诊时收集的"不寐"病案(共813例)的组方规律进行分析和总结。对名老中医治疗某一疾病的处方进行分析,可以深入了解处方人对疾病的认识、组方的思路和用药的特点,对中医药的学术继承与创新有重要意义。"中医传承辅助系统"由中国中医科学院中药研究所与中国科学院自动化研究所联合开发,采用规则分析、改进的互信息法、复杂系统熵聚类、无监督的熵层次聚类等数据挖掘方法,可实现数据录入、数据管理、数据查询、数据分析、分析结果输出、网络可视化展示等功能。笔者基于中医传承辅助系统(V2.5),对董湘玉老中医治疗"不寐"的方剂、用药规律进行了系统分析。

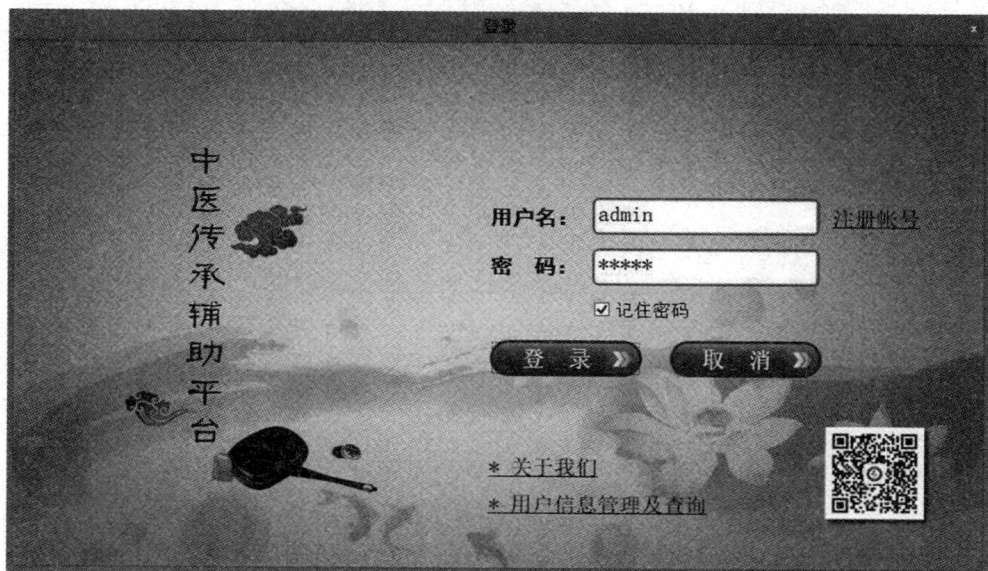

图5-1　中医传承辅助系统登录界面

一、资料与方法

（一）处方来源与筛选

来源为 2014 年 3 月至 2015 年 7 月，贵阳中医学院第一附属医院专家门诊董湘玉教授接诊不寐患者的治疗处方。失眠又称"不寐""不得眠""不得卧""目不瞑"，是指以经常不能获得正常睡眠为特征的一种病症。临床上以不易入睡，睡后易醒，醒后不能再睡，时睡时醒，或彻夜不眠为其证候特点，并常伴有多梦，是阳盛阴虚，阳不入阴，神不守舍，心神不安的病理表现。在筛选处方时，排除了恶性肿瘤、器质性精神病、甲亢等可能导致的失眠。经过筛选，共收集处方 813 首。

（二）分析软件

中医传承辅助系统可实现临床病案信息、疾病信息、证候信息、中药信息、方剂信息等数据的管理、检索、分析等，可用于名老中医经验继承、个体经验总结、方剂组方规律分析及新药处方发现等领域。

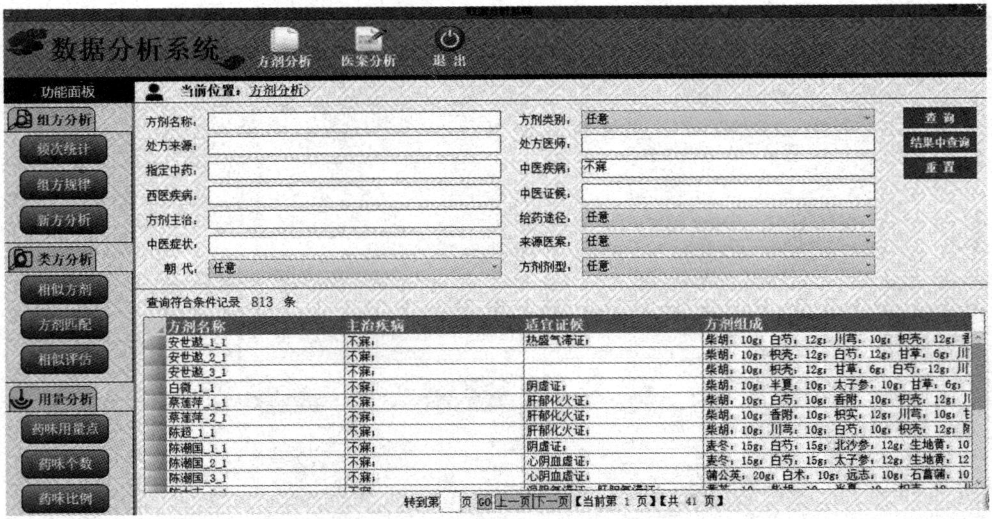

图 5-2　中医传承辅助系统数据分析页面

(三)处方的录入与核对

将上述筛选后的方剂录入中医传承辅助系统,对董老方剂中的处方用药别名尽量统一,如"紫苏叶"临床处方时或称"苏叶",录入时统一为"紫苏叶",以确保系统进行数据分析时的准确性。考虑录入过程中可能出现的人为失误,在完成录入工作后由两个人负责数据的审核,以确保数据的准确性,从而为数据挖掘结果的可靠性提供保障。

(四)数据分析

通过中医传承辅助系统中"数据分析"模块中"方剂分析"功能,进行组方规律分析。

1. 提出数据源

在"中医疾病"项中输入"不寐",提取出治疗不寐的全部 813 个病案的处方。

2. 药物使用的频次统计

将所有方剂中每味药物的出现频次从高到低进行排序,并可以将频次统计结果导出至 EXCEL 文件。

3. 组方规律分析

"支持度个数"(表示在所有药物中同时出现的次数)设为 163,支持度为 20.04%,"置信度"设为 0.9,按照药物组合出现频次从高到低进行排序;用"规则分析"分析所得组合的规则。

4. 新方分析

首先进行聚类分析(核心算法包括改进的互信息法、复杂系统熵聚类)。在聚类分析前,选择合适的相关度和惩罚度,然后点击"提取组合"按钮,发现新组方(核心算法是无监督的熵层次聚类),并可以实现网络可视化展示。

二、结 果

(一)用药频次

2014 年 3 月至 2015 年 7 月,对董老治疗不寐的 813 首方剂中包含的 129 味药物进行频次统计,并将药物按使用频次从高到低进行排序。使用频次在 10 次以上的药物有 78 味,具体见表 5-1。

表 5-1 不寐方剂中使用频次 >10 次的药物

序 号	药 物	频 次	序 号	药 物	频 次	序 号	药 物	频 次
1	甘 草	761	29	佛 手	93	57	藿 香	29
2	白 芍	657	30	百 合	92	58	煅龙骨	26
3	半 夏	535	31	丹 参	91	59	黄 芪	25
4	当 归	511	32	酸枣仁	90	60	川楝子	20
5	黄 芩	471	33	白 术	88	61	生牡蛎	19
6	茯 苓	470	34	蒲公英	87	62	薏苡仁	18
7	麦 冬	438	35	天 麻	82	63	炙甘草	17
8	柴 胡	432	36	浮小麦	77	64	桃 仁	17
9	川 芎	431	37	连 翘	76	65	淮山药	17
10	太子参	353	38	赤 芍	70	66	葛 根	17
11	生 地	321	39	枣 皮	69	67	苏 梗	16
12	香 附	304	40	龙 骨	64	68	阿 胶	15
13	炒酸枣仁	302	41	夜交藤	58	69	玄 参	14
14	枳 壳	270	42	五味子	57	70	石 斛	14
15	远 志	255	43	钩 藤	55	71	女贞子	14
16	知 母	218	44	桂 枝	50	72	神 曲	13
17	合欢皮	212	45	竹 茹	48	73	牛 膝	13
18	厚 朴	201	46	郁 金	48	74	桔 梗	13
19	生 姜	192	47	牡丹皮	48	75	旱莲草	13
20	北沙参	178	48	元 胡	45	76	泽 泻	12
21	石菖蒲	162	49	煅牡蛎	45	77	防 风	10
22	茯 神	147	50	山 药	42	78	大 黄	10
23	炒枣仁	127	51	石决明	40			
24	黄 连	124	52	火麻仁	40			
25	陈 皮	122	53	珍珠母	35			
26	大 枣	116	54	夏枯草	32			
27	枳 实	110	55	紫苏叶	37			
28	牡 蛎	110	56	龙 齿	29			

(二)基于关联规则分析的方剂组方规律分析

方剂"组方规律"分析,"持度个数"(表示在所有药物中同时出现的次数)设为163(支持度为20.04%),"置信度"设为0.9,按照药物组合出现频次从高到低进行排序,出现频次在290次以上的组合有34组,具体见表5-2。

表5-2 治不寐方剂中频次 >290次的药物组合

序 号	药物模式	频 次	序 号	药物模式	频 次
1	甘草,白芍	631	18	半夏,甘草,茯苓	374
2	半夏,甘草	497	19	半夏,黄芩,甘草	369
3	甘草,当归	486	20	半夏,甘草,柴胡	364
4	当归,白芍	468	21	黄芩,白芍	357
5	甘草,当归,白芍	449	22	川芎,白芍	353
6	黄芩,甘草	436	23	黄芩,甘草,白芍	342
7	甘草,茯苓	431	24	川芎,甘草,白芍	339
8	麦冬,甘草	418	25	白芍,柴胡	336
9	半夏,茯苓	410	26	黄芩,茯苓	334
10	川芎,甘草	410	27	太子参,甘草	332
11	麦冬,白芍	408	28	麦冬,当归	331
12	甘草,柴胡	405	29	白芍,茯苓	329
13	半夏,黄芩	401	30	柴胡,茯苓	327
14	半夏,白芍	396	31	黄芩,柴胡	326
15	麦冬,甘草,白芍	396	32	甘草,白芍,柴胡	323
16	半夏,柴胡	391	33	麦冬,当归,白芍	322
17	半夏,甘草,白芍	379	34	麦冬,甘草,当归	320

点击"规则分析"按钮,分析上述所得药的用药规则,其中,"关联规则"的含义是当出现" - >"左侧的药物时,出现右侧药物的概率。表5-3为在上述基础上进行关联规则分析后得到的53条规则。

表 5-3　治不寐方剂中使用频次 >163 次的药物组合的关联规则

序号	关联规则	置信度	序号	关联规则	置信度
1	半夏,白芍,枳壳 -> 柴胡	0.989 362	16	麦冬,生地,甘草,当归 -> 白芍	0.981 567
2	半夏,甘草,白芍,枳壳 -> 柴胡	0.989 071	17	茯苓,枳壳 -> 柴胡	0.980 861
3	当归,香附 -> 甘草	0.984 043	18	半夏,茯苓,枳壳 -> 柴胡	0.980 100
4	黄芩,柴胡,茯苓 -> 半夏	0.984 000	19	甘草,茯苓,枳壳 -> 柴胡	0.979 899
5	半夏,枳壳 -> 柴胡	0.983 402	20	半夏,甘草,茯苓,枳壳 -> 柴胡	0.979 058
6	麦冬,太子参,当归 -> 白芍	0.983 333	21	麦冬,生地,白芍 -> 甘草	0.978 799
7	当归,白芍,香附 -> 甘草	0.983 146	22	半夏,黄芩,枳壳 -> 柴胡	0.978 610
8	半夏,甘草,枳壳 -> 柴胡	0.982 684	23	川芎,枳壳 -> 柴胡	0.978 022
9	麦冬,太子参,甘草,当归 -> 白芍	0.982 659	24	半夏,黄芩,甘草,枳壳 -> 柴胡	0.977 401
10	半夏,麦冬,白芍 -> 甘草	0.982 659	25	川芎,甘草,枳壳 -> 柴胡	0.977 273
11	黄芩,甘草,柴胡,茯苓 -> 半夏	0.982 301	26	生地,白芍 -> 甘草	0.977 124
12	麦冬,黄芩,白芍 -> 甘草	0.982 249	27	白芍,枳壳 -> 甘草	0.976 852
13	麦冬,川芎,当归 -> 白芍	0.982 249	28	白芍,香附 -> 甘草	0.976 285
14	柴胡,茯苓,远志 -> 半夏	0.982 249	29	白芍,柴胡,枳壳 -> 甘草	0.976 190
15	麦冬,生地,当归 -> 白芍	0.982 063	30	黄芩,白芍,柴胡,茯苓 -> 半夏	0.976 048

续表

序 号	关联规则	置信度	序 号	关联规则	置信度
31	川芎, 香附 –> 甘草	0.974 490	43	生地 –> 甘草	0.971 963
32	黄芩, 枳壳 –> 柴胡	0.974 093	44	黄芩, 甘草, 柴胡, 枳壳 –> 半夏	0.971 910
33	黄芩, 柴胡, 枳壳 –> 半夏	0.973 404	45	麦冬, 甘草, 当归 –> 白芍	0.971 875
34	半夏, 白芍, 枳壳 –> 甘草	0.973 404	46	黄芩, 川芎, 柴胡 –> 半夏	0.971 591
35	白芍, 合欢皮 –> 甘草	0.973 404	47	白芍, 柴胡, 香附 –> 甘草	0.971 591
36	半夏, 白芍, 柴胡, 枳壳 –> 甘草	0.973 118	48	甘草, 白芍, 枳壳 –> 柴胡	0.971 564
37	麦冬, 生地, 当归 –> 甘草	0.973 094	49	生地, 当归 –> 甘草	0.970 833
38	麦冬, 生地 –> 甘草	0.972 881	50	生地, 当归 –> 白芍	0.970 833
39	麦冬, 当归 –> 白芍	0.972 810	51	麦冬, 白芍 –> 甘草	0.970 588
40	黄芩, 甘草, 枳壳 –> 柴胡	0.972 678	52	枳壳 –> 柴胡	0.970 370
41	麦冬, 生地, 当归, 白芍 –> 甘草	0.972 603	53	半夏, 白芍, 香附 –> 甘草	0.970 238
42	白芍, 枳壳 –> 柴胡	0.972 222			

(三)基于熵方法的方剂组方规律分析

1. 基于改进的互信息法的药物间关联度分析

根据本次治疗不寐方剂数量,结合经验判断和不同参数提取出数据的预读,选择相关系数为 8,惩罚系数为 2,进行聚类分析,得到治疗失眠方剂中 129 味中药两两之间的关联度,并将关联系数在 0.017 5 以上的 90 个药对进行列表,具体见表 5 - 4。

表 5 - 4　基于改进的互信息法的药物间关联度分析

药　对		关联系数	药　对		关联系数	药　对		关联系数
生　地	厚　朴	0.069 083	柴　胡	生　姜	0.034 076	生　地	茯　神	0.022 726
半　夏	厚　朴	0.065 166	黄　芩	茯　神	0.033 690	茯　苓	佛　手	0.021 876
麦　冬	厚　朴	0.061 190	半　夏	白　芍	0.033 276	当　归	柴　胡	0.021 679
麦　冬	黄　芩	0.060 833	柴　胡	百　合	0.032 486	黄　芩	黄　芪	0.021 654
麦　冬	白　芍	0.059 962	生　地	连　翘	0.032 117	柴　胡	白　术	0.021 585
半　夏	石菖蒲	0.059 790	麦　冬	火麻仁	0.031 519	半　夏	蒲公英	0.021 120
麦　冬	陈　皮	0.058 136	半　夏	百　合	0.031 416	厚　朴	黄　连	0.021 074
茯　苓	茯　神	0.057 418	当　归	陈　皮	0.031 243	石菖蒲	藿　香	0.021 068
半　夏	茯　神	0.053 451	生　地	百　合	0.031 237	枳　壳	川　芎	0.021 033
麦　冬	生　姜	0.053 205	生　地	香　附	0.030 984	麦　冬	枣　皮	0.020 864
生　地	陈　皮	0.052 299	半　夏	枣　皮	0.030 680	黄　芩	合欢皮	0.020 488
茯　苓	当　归	0.047 241	半　夏	佛　手	0.030 446	麦　冬	茯　神	0.020 403
生　地	生　姜	0.044 518	厚　朴	茯　神	0.030 440	生　地	当　归	0.020 355
生　地	枣　皮	0.042 035	麦　冬	酸枣仁	0.030 265	当　归	太子参	0.020 208
石菖蒲	陈　皮	0.041 789	知　母	生　姜	0.029 838	半　夏	阿　胶	0.020 135
柴　胡	厚　朴	0.041 551	茯　苓	枣　皮	0.029 609	太子参	陈　皮	0.020 116
麦　冬	当　归	0.040 852	麦　冬	藿　香	0.028 374	枳　壳	茯　神	0.020 033
半　夏	生　姜	0.040 620	黄　芩	当　归	0.027 715	茯　苓	藿　香	0.020 027
半　夏	当　归	0.040 221	茯　苓	连　翘	0.027 341	五味子	知　母	0.020 001
知　母	厚　朴	0.039 771	麦　冬	佛　手	0.025 746	五味子	生　姜	0.019 691
石菖蒲	知　母	0.038 706	知　母	连　翘	0.025 434	麦　冬	百　合	0.019 536
柴　胡	香　附	0.037 960	枳　壳	石菖蒲	0.025 208	黄　芩	枳　壳	0.019 220
茯　苓	生　姜	0.037 526	半　夏	连　翘	0.024 834	麦　冬	香　附	0.018 610
石菖蒲	柴　胡	0.037 338	茯　苓	夜交藤	0.024 360	白　芍	薏苡仁	0.018 314
柴　胡	远　志	0.037 127	枳　壳	远　志	0.023 874	黄　芩	炒酸枣仁	0.018 112
枳　壳	枣　皮	0.036 184	石菖蒲	连　翘	0.023 838	石菖蒲	百　合	0.018 105
茯　苓	知　母	0.034 802	白　芍	炒枣仁	0.023 658	白　芍	厚　朴	0.018 104
半　夏	陈　皮	0.034 683	知　母	香　附	0.023 340	枳　壳	酸枣仁	0.018 079
麦　冬	连　翘	0.034 611	知　母	陈　皮	0.023 102	石菖蒲	酸枣仁	0.017 543
白　芍	连　翘	0.034 186	黄　芩	石菖蒲	0.022 783	半　夏	酸枣仁	0.017 375

2. 基于复杂系统熵聚类的核心组合分析

以改进的互信息法的分析结果为基础,按照相关度与惩罚度的约束,基于复杂系统熵聚类,演化出 3~6 味药的核心组合,共计 12 个,具体见表 5-5。

表 5-5 基于复杂系统熵聚类的治疗不寐的核心组合

序 号	核心组合	序 号	核心组合
1	龙眼肉 – 黄芪 – 白术	7	防风 – 黄芪 – 白术
2	桂枝 – 葛根 – 防风	8	桂枝 – 防风 – 黄芪
3	紫苏叶 – 木香 – 谷芽	9	木香 – 砂仁 – 谷芽
4	竹茹 – 石菖蒲 – 当归 – 远志	10	白芍 – 石菖蒲 – 当归 – 远志
5	天麻 – 川芎 – 煅牡蛎 – 夏枯草	11	天麻 – 丹参 – 川芎 – 石决明 – 钩藤 – 夏枯草
6	麦冬 – 半夏 – 茯苓 – 生地 – 柴胡	12	麦冬 – 半夏 – 枳壳 – 生地 – 知母 – 柴胡

3. 基于无监督的熵层次聚类的新处方分析

在以上核心组合提取的基础上,点击"提取组合"按钮,通过无监督的熵层次聚类算法,有 12 个核心组合(表 5-5)可以进一步聚类,得到 6 个新处方(表 5-6)。

表 5-6 基于无监督的熵层次聚类的治疗不寐的新处方

序 号	候选新处方
1	龙眼肉,黄芪,白术,防风
2	桂枝,葛根,防风,黄芪
3	紫苏叶,木香,谷芽,砂仁
4	竹茹,石菖蒲,当归,远志,白芍
5	天麻,川芎,煅牡蛎,夏枯草,丹参,石决明,钩藤
6	麦冬,半夏,茯苓,生地,柴胡,枳壳,知母

利用软件的网络展示功能,可以采取网络可视化方式,直观地展示出药物不同组合之间的关系。图 5-3 是表 5-5 中用于新处方核心组合的网络可视化展示方式。

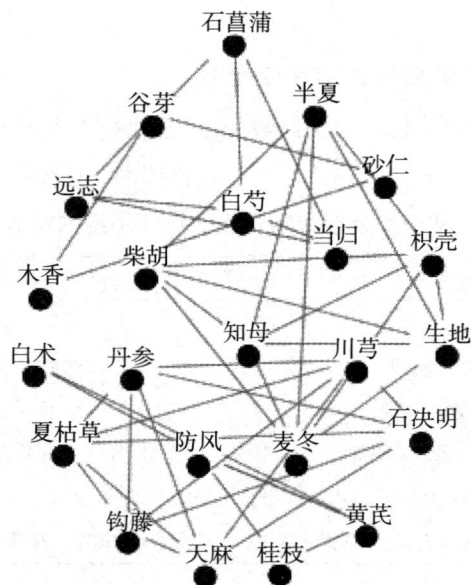

图 5 - 3　聚类分析的核心组合的网络可视化展示

基于熵层次聚类,表 5 - 5 中的核心组合可以进一步组合,形成治疗不寐的新处方,结果见表 5 - 6,网络可视化展示见图 5 - 4。

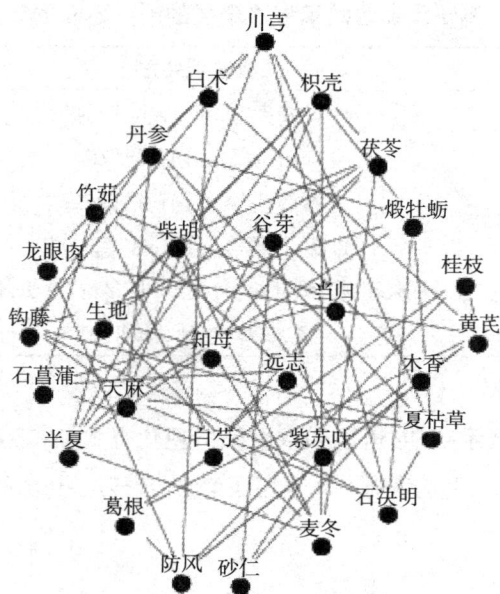

图 5 - 4　治疗不寐新处方药物网络可视化展示

三、讨　论

数据挖掘在中医药研究中发挥着重要作用。采用中医传承辅助系统录入董老临床病案中治疗不寐的方剂,分析得到治疗不寐方剂的药物使用频次,总结出治疗不寐常用药物有甘草、白芍、半夏、当归、黄芩、茯苓、麦冬、柴胡、川芎、太子参、生地、香附、炒酸枣仁、枳壳、远志、知母、合欢皮等,这些代表性的药物大多可以滋养气血,健运脾胃,利湿清热,安神定志,豁痰开窍除痰热,符合董老一贯坚持的情志病治疗中"补不足,损有余""重视气机""方证相应"调和脏腑阴阳的原则。同时,通过中医传承辅助系统的系统分析,得出了董老治疗不寐常用的药物组合,如:半夏、白芍、枳壳、柴胡疏肝解郁,化痰行气;麦冬、太子参、当归、白芍滋阴养血兼以柔肝;董老尊崇仲景学说,善用甘草补气引经,调和药性。这些组合多数为治疗不寐经方中的主要药物,如小柴胡汤、酸枣仁汤、甘麦大枣汤、柴胡桂枝汤、四逆散、归脾汤、天王补心丹等。

同时,经过中医传承辅助系统的分析,得出了治疗失眠的常用药物组合,其中当归、生地、麦冬、沙参滋阴养血;半夏、陈皮、枳实、竹茹健脾化痰;黄芩、黄连清心泻火,龙骨、牡蛎镇惊安神;远志、酸枣仁、茯苓、龙眼肉补益心脾;五味子、夜交藤、合欢皮养心安神;川芎、酸枣仁、牛膝调血养心。这些组合多数为治疗失眠经验方中的主要药物,如酸枣仁汤、黄连温胆汤、天王补心丹等。

在提取核心组合的同时,我们利用基于改进的互信息法提取出的药对及关联系数,演化出 12 个核心组合,进一步演化出 6 个新处方。统观新处方中的核心药物,龙眼肉、黄芪、茯苓、甘草益心脾之气;远志、煅牡蛎、石菖蒲化痰安神宁心;天麻、钩藤、石决明、夏枯草平肝潜阳;竹茹、砂仁、木香、谷芽健脾燥湿,滋阴行气,符合董老的一贯治则,临证时可根据患者的虚实情况确定相应的治则,注意在平肝潜阳泻火的基础上佐以养阴安神,虚证失眠则应在补益气血的同时注重行气化痰。系统分析得出的核心组合及新处方的临床价值,尚需要通过溯源、董老根据自己经验的判读、——用临床试验加以证实、动物试验研究等进一步分析。本次所做的探索为下一步对董老个人经验临床或基础研究提供了研究方向,为名老中医药专家经验传承提供了科学化、数据化分析的可能性,是一次有益的尝试。中医传承辅助系统为继承挖掘名老中医经验,提高临床疗效等提供了客观、科学的新方法,值得进一步推广应用。

笔者将在此软件的基础上,把临床病案收集与临床疗效相结合,不断在实践中检验分析得到的新处方,以期对疾病的诊疗起到指导作用。

参考文献:

李健,卢朋,唐仕欢,等,2012.基于中医传承辅助系统的治疗肺痈方剂组方规律分析[J].中国实验方剂学杂志,18(2):254.

唐仕欢,陈建新,杨洪军,等,2009.基于复杂系统熵聚类方法的中药新药处方发现研究思路[J].世界科学技术(中医药现代化),11(2):225.

杨洪军,赵亚丽,唐仕欢,等,2005.基于熵方法分析中风病方剂中药物之间的关联度[J].中国中医基础医学杂志,11(9):706.

董老柴夏芩姜汤治疗气滞痰瘀型
胃脘痛学术经验的临床研究

莫志红

一、研究背景

(一)西医治疗之不足

胃脘痛可见于现代医学的急性或慢性胃炎,胃及十二指肠溃疡,功能性消化不良,胃神经官能症,胃黏膜脱垂等以上腹部疼痛为主要症状者。以慢性胃炎为例,西医认为本病是由各种病因引起的胃黏膜慢性炎症,临床症状表现为上腹痛或不适、早饱、嗳气、恶心等消化不良症状,自身免疫性胃炎患者还可伴有贫血表现。但是由 Hp 感染引起的慢性胃炎多数患者无明显症状。

本病发病与 Hp 感染、饮食、环境、自身免疫等因素有关,其中 Hp 感染是最主要病因,Hp 感染能引起胃黏膜炎症,感染后人体自身一般难以将其清除,最终从急性感染变成慢性感染。在治疗方面,有 Hp 感染者需采用三联疗法根除 Hp,目前采用三联疗法清除 Hp 多能收到很好的效果。有消化不良症状者给予抑制胃酸分泌或抗酸药(如雷尼替丁或奥美拉唑)、促胃肠动力药(如多潘立酮片)、胃黏膜保护药(如硫糖铝);有恶性贫血者需注射维生素 B_{12};有重度异型增生者多采用胃镜下胃黏膜切除术以预防癌变。

以上治疗在短期内常能获得较好的疗效,但是停药一段时间后常有复发。Hp 常再次出现阳性,此时需再次按西医规范化治疗。然长期服用抗生素会导致体内菌群失调,尤其是肠道菌群失调,导致腹胀、腹泻、便秘;长期服用抑制胃酸分泌药又会引起胃酸分泌过少,常引起食欲差、胃脘胀痛等。所以西药治疗胃脘痛远期疗效不太理想。

(二)中医治疗之优势

中医治疗胃脘痛自古就有非常好的疗效,在现代研究方面也取得了较好的进展。中药价格低廉,药源广泛,安全性高,不良反应小,容易被广大患者所接受。且中医讲究整体观念,辨证论治,因人而异,疗效显著,具有祛邪不伤正,扶正不留邪的特点。

二、研究对象

(一)病例来源

本课题从贵阳中医学院第二附属医院名医堂董湘玉专家门诊、消化内科门诊、消化内科住院病人中选取气滞痰瘀型胃脘痛患者 60 例,随机分为两组,治疗组 30 例,对照组 30 例。其中治疗组男 13 例,女 17 例;对照组男 18 例,女 12 例;治疗组年龄 20～35 岁 4 人,35～50 岁 12 人,50～70 岁 14 人;对照组 20～35 岁 6 人,35～50 岁 11 人,50～70 岁 13 人。

(二)病例选择

1. 诊断标准

(1)以上腹近心窝处胃脘部发生疼痛为特征。

(2)常伴食欲不振、恶心呕吐、嘈杂泛酸、嗳气吞腐等上消化道症状。

(3)多有反复发作病史,发作前多有明显诱因,如天气变化,恼怒,劳累,暴饮暴食,饥饿,进食生冷、干硬、辛辣的食物,或服用有损脾胃的药物等。

(4)西医学所指的急性或慢性胃炎,胃及十二指肠溃疡,功能性消化不良,胃神经官能症,胃黏膜脱垂等以上腹胃脘部疼痛为主要症状者均属于本病范畴。

(5)中医辨证为气滞证和(或)痰瘀证。

2. 纳入标准

(1)临床表现为胃脘部疼痛,可伴有腹胀、嗳气、反酸、恶心、呕吐、食欲减退以及消瘦等,体征可有或无上腹部压痛,舌淡苔白腻,脉弦。

(2)胃镜检查:无异常或诊断为慢性胃炎。

(3)年龄大于 18 岁且小于 70 岁的患者,性别不限。

(4)知情同意者。

3. 排除标准

(1)年龄在 18 岁以下或 70 岁以上的人群。

(2)妊娠期、哺乳期妇女。

(3)胃镜检查有器质性病变,如胃癌等。

(4)Hp 检测阳性者。

（5）胃病术后患者。

（6）影像学检查肝、胆有异常所见者。

（7）血清肝功能、肝炎标志物异常者。

（8）近期内曾行重大手术者。

（9）2 周内应用抗生素、抑制胃酸分泌药及影响胃肠道动力的药物者。

（10）因各种原因不能行胃镜检查者。

（11）合并有其他胃肠道动力障碍性疾病者。

（12）有严重的原发性心脑血管、肺、肾、内分泌、造血系统及神经系统疾病者。

（13）患有精神系统疾病,与医生正常交流困难的患者。

（14）吸毒者。

（15）凡不符合纳入标准,无法判断证型及资料不全、依从性不良者。

4. 剔除标准

（1）各种原因未能坚持用药者。

（2）未按疗程用药,不接受生存质量问卷调查和回访者。

（3）对药物产生不良反应,不能继续观察治疗者。

三、治疗方法

1. 分 组

将 60 例符合纳入标准的患者,随机分为两组,治疗组 30 例、对照组 30 例。

2. 治疗组（中药组）

基本方:柴夏芩姜汤。

柴胡 10 g	法夏 10 g	黄芩 10 g	生姜 3 片
白芍 12 g	枳壳 12 g	香附 10 g	川芎 10 g
元胡 12 g	茯苓 15 g	厚朴 15 g	甘草 6 g

清洁凉水 500 mL 浸泡上述中药材 20 ~ 30 min,煮沸后中火煎煮 15 ~ 20 min,滤药汁存放玻璃瓶或瓷碗中,在药罐中再加水煎煮 15 ~ 20 min,滤药汁加入到存放上次药汁的玻璃瓶或瓷碗中摇匀,摇匀后的药汁分 3 次服用,餐前 30 min 或餐后 1 h 服用。

3. 对照组

奥美拉唑肠溶胶囊 20 mg,每日 1 次,枸橼酸莫沙必利 5 mg,每日 1 次,餐前 30 min 服药,共服 8 周。

四、观察及评分方法

1.疗效评定条件

依照《中华全国中医学会内科学会胃脘痛诊断、疗效评定标准(草案)》,疗效评定条件如下:

(1)症状、舌象、脉象的改变。

(2)病情稳定的时间。

(3)理化检查指标(如 X 线钡餐造影、胃镜检查、病理活检、胃液分析、体液细胞免疫、常规生化检查等)。

(4)参考体征、症状的改变,如体重、体力、面色、神色、食欲等。

2.中医症状体征量化计分表标准

对患者临床症状、体征、舌苔、脉象、胃镜检查进行评分,自拟评分标准具体见表 5 – 7。

表 5 – 7　中医症状体征量化计分表标准(无症状、体征计为 0 分)

积　分	腹　痛	嗳　气	恶心呕吐	食　欲	上腹压痛	胃镜检查	舌　苔	脉　象
1	偶　感	偶　有	无	正　常	偶　有	无异常	舌苔薄白	平
2	常　感	常　有	偶　有	减　退	有	慢性胃炎	舌苔白腻	微　弦
3	持　续	常　有	常　有	减退并消瘦	有	慢性胃炎	舌苔白腻	弦

注:临床评分为治疗前后各记录 1 次。

3.疗效评价标准

疗效评定标准(症状疗效评定标准)如下。

(1)临床痊愈:临床症状、体征全部消失,半年至 1 年内不复发,相应的主要理化检查基本恢复正常,参考症状及体征恢复如常人,胃镜检查无明显异常。

(2)显效:主要症状、体征消除,半年至 1 年不复发,相应的主要理化检查好转,参考症状及体征改善,总体评分减少 2 个级别,胃镜检查减少 1 个级别。

(3)有效:主要症状、体征好转,半年至 1 年虽有发作,但症状程度减轻,持续时间缩短,相应的主要理化检查改变不大,总体评分减少 1 个级别,胃镜检查减少 1 个级别。

(4)无效:主要症状、体征无明显改善,甚或加重,相应的主要理化检查无改变,胃镜检查无变化。

症状改善率 = [(治疗前总分 - 治疗后总分)/治疗前总分] × 100%。

总有效率 = [(显效总数 + 有效总数)/该组病例总数] × 100%。

4. 生活质量评价标准

生活质量评价标准:采用 SF-36 对患者治疗前后生活质量进行评价。SF-36 是美国波士顿健康研究所研制的简明健康调查问卷,被广泛应用于普通人群的生存质量测定、临床试验效果评价以及卫生政策评估等领域。

5. 统计方法

运用 EXCEL 2007 建立并计算数据,采用 SPSS 24.0 中的卡方检验、两独立样本资料 t 检验等统计方法,进行统计分析,得出实验结果。

五、结　果

(1)两组年龄分布比较,见表 5 - 8。

表 5 - 8　两组年龄分布比较

组　别	20 ~ 35 岁/人	35 ~ 50 岁/人	50 ~ 70 岁/人	平均年龄/岁
治疗组	4	12	14	51.00 ± 11.32
对照组	6	11	13	46.90 ± 13.60

两组各年龄段人数分布进行卡方检验,$P = 0.786 > 0.05$,两组总体年龄用 t 检验比较,$P = 0.186 > 0.05$,差异都不具有统计学意义,两组年龄具有可比性。

(2)两组性别比较,见表 5 - 9。

表 5 - 9　两组性别比较

组　别	男/人	女/人	总数/人
治疗组	13	17	30
对照组	18	12	30

两组性别经卡方检验,$P = 0.796 > 0.05$,无显著差异,具有可比性。

(3)治疗前、后症状积分比较,见表 5 - 10。

表 5 - 10　治疗前、后症状积分比较

组　别	治疗前/分	治疗后/分
治疗组	24.27 ± 3.503	9.07 ± 4.127
对照组	24.33 ± 4.854	11.70 ± 6.979

经统计学处理,两组治疗前症状积分比较,$P > 0.05$,差异无显著性;治疗后配对资料比较症状积分,$P = 0$,$P < 0.01$,说明两组之间治疗后在减轻患者症状方面有显著性差异。两组治疗后结果说明,西药疗效确切;疏肝理气、化痰祛瘀类中药能显著改善气滞痰瘀型胃脘痛患者的临床症状,也具有很好的临床疗效。

(4)两组治疗前、后生存质量评分比较,见表 5－11。

表 5－11　两组治疗前、后生存质量评分比较

	治疗前/分		治疗后/分	
	治疗组	对照组	治疗组	对照组
生理机能	62.33 ± 8.172	75.00 ± 7.543	57.83 ± 10.802	69.17 ± 12.323
生理职能	36.67 ± 20.483	64.17 ± 18.198	50.00 ± 21.775	38.33 ± 15.720
躯体疼痛	56.63 ± 13.798	71.73 ± 13.437	58.03 ± 14.009	50.17 ± 78.619
一般健康	32.67 ± 16.121	56.83 ± 15.340	42.83 ± 19.059	63.83 ± 16.278
精力评估	39.50 ± 13.022	78.67 ± 6.424	44.00 ± 14.762	42.00 ± 9.059
社会职能	58.25 ± 14.653	82.50 ± 12.543	58.50 ± 16.263	51.25 ± 13.273
情感职能	49.07 ± 27.131	85.70 ± 16.632	58.97 ± 24.434	39.77 ± 16.336
精神健康	50.80 ± 11.562	80.67 ± 8.731	50.93 ± 15.578	46.53 ± 8.629

经统计学处理,该量表的信度系数为 0.918,具有较高内在的一致性。对两组治疗前、后生存质量评分和生存质量表中的 8 个维度分别进行比较,其中生理职能、一般健康、社会职能、精神健康 4 个维度的 P(0.485、0.346、0.564、0.351)均大于 0.05,不具有统计学意义,治疗前、后无显著差异;生理机能、躯体疼痛、精力评估、情感职能 4 个维度的 P(0.002、0、0.013、0.026)均小于 0.05,具有统计学意义,治疗组优于对照组。

(5)总有效率比较,见表 5－12。

表 5－12　两组总有效率比较

组　别	例数/人	痊愈/人	显效/人	有效/人	无效/人	总有效率
治疗组	30	18	10	1	1	93.33%
对照组	30	10	12	5	3	73.33%

结果:治疗组与对照组综合疗效经卡方检验 $P < 0.05$,具有统计学意义。

六、总 结

1. 本课题的研究意义

董老有着40余年的临床经验,在临床上擅长于用经方治疗脾胃病和神志疾病,取得了很高的成就,尤其是对治疗气滞痰瘀型胃脘痛有深入研究。笔者作为消化内科副主任中医师,结合自身学术方向,对董老最具特色的经验方——柴夏芩姜汤治疗气滞痰瘀型胃脘痛的学术思想和临床经验进行整理与研究。总结董老治疗胃病的经验,探索柴夏芩姜汤治疗胃脘痛的临床效果,一方面是对董老诊疗脾胃病的经验进行学术继承和推广应用,另一方面也是为临床治疗探索更好的方法,以应对目前现代社会反复发作的复杂证型的胃脘痛,最终达到提升人民健康水平的目的。

2. 董老诊治气滞痰瘀型胃脘痛学术经验总结

董老认为,脾胃功能的正常依赖于脾胃之气升降有序,而脾胃之气的升降又有赖肝之疏泄条达功能。若饮食不节或过食肥甘厚腻之物易扰乱中焦气机,化生痰湿,使胃气不得降,脾气不得升。久之则痰湿转郁火,脾土反克肝木,致肝气失于条畅,气机郁滞,肝气郁结,加之情绪波动影响肝气,而成气郁。气滞痰湿为本病的主要病机,故见反酸、胃脘疼痛、脘腹痞满等。气郁日久化火,则可见肝火上炎等病变,故见口干口苦、双胁胀痛、大便干结、情绪急躁等。董老还认为,中焦气机阻滞是胃脘痛的基本病机。中焦气滞,则运化失司,水湿内生,气滞则精血运行不畅,进而形成痰瘀。由此可见,肝气郁结、痰湿中阻两者互为因果、互相影响,常同时出现,董老将同时具备这两者的证总结为气滞痰瘀证,并认为气滞痰瘀是胃脘痛实证的基础病机。

随着社会的发展,人民生活水平提高,同时也伴随着生活节奏加快,工作压力增加,饮食不节等诸多问题,复杂证型的患者越来越多,对于这种复合证型的患者,功效单一的方剂已不能胜任。针对胃脘痛气滞痰瘀的基本病机,董老经过多年的临证探索,创建了经验方"柴夏芩姜汤"治疗胃脘痛。此方为经方四逆散、半夏厚朴汤合方加减而成,具有理气止痛、化痰祛瘀的功效,主要用于治疗气滞痰瘀型胃脘痛。柴夏芩姜汤的药物组成均为极其普通的中药材,便于推广应用;价格便宜,能实实在在地减轻患者的经济负担;方中各药物均无明显不良反应。

3. 本研究的结论

本研究从贵阳中医学院第二附属医院名医堂董湘玉专家门诊、消化内科门诊、消化内科住院病人中选取气滞痰瘀型胃脘痛患者 60 例,随机分为两组,治疗组 30 例,对照组 30 例。其中治疗组男 13 例,女 17 例;对照组男 18 例,女 12 例;治疗组年龄 20~35 岁 4 人,35~50 岁 12 人,50~70 岁 14 人;对照组 20~35 岁 6 人,35~50 岁 11 人,50~70 岁 13 人。治疗组予柴夏芩姜汤加减,对照组予奥美拉唑肠溶胶囊及枸橼酸莫沙必利。依照《中华全国中医学会内科学会胃脘痛诊断、疗效评定标准(草案)》,结合中医症状体征量化计分表标准,对患者临床症状、体征、舌苔、脉象、胃镜检查进行评分,并采用 SF-36 对患者治疗前、后生活质量进行评价。其结果运用 EXCEL 2007 建立并计算数据,采用 SPSS 17.0 中的卡方检验、两独立样本资料 t 检验等统计方法,进行统计分析,得出实验结果如下:

柴夏芩姜汤能显著改善气滞痰瘀型胃脘痛患者的临床症状,具有很好临床疗效。在生存质量方面,柴夏芩姜汤中药治疗与西药治疗相比,在生理职能、一般健康情况、社会职能、精神健康 4 个维度上与西药差异不大,在生理机能、躯体疼痛、精力评估、情感职能 4 个维度上优于西医治疗,且在总有效率方面高于西医治疗。

通过数据分析统计,客观地证明了董老最具特色的经验方——柴夏芩姜汤治疗气滞痰瘀型胃脘痛的有效性和临床实用性。故董老治疗气滞痰瘀型胃脘痛的学术思想值得继承和发扬。柴夏芩姜汤中各药物均无明显不良反应;其药物组成均为极其普通中药材,价格便宜,能实实在在地减轻患者的经济负担,所以柴夏芩姜汤值得广泛推广应用。

参考文献:

郭素芳,半夏厚朴汤合左金丸并用治疗胆汁反流性胃炎 40 例[J].实用中医内科杂志,20(6):640 - 641.

郭跃,崔梅梅,2009.半夏厚朴汤临床应用举隅[J].现代中西医杂志,18(31):3863 - 3864.

黄煌,2010.中医十大类方:3 版[M].南京:江苏科学技术出版社,120.

王万卿,王岩,王晟,2006.半夏厚朴汤加味治疗慢性萎缩性胃炎 68 例疗效观察[J].四川中医,24(8):60.

张燕,2003.陈瑞春应用四逆散的经验[J].江西中医药,2003,6:24 - 26.

董湘玉教授运用经方和胃法治疗不寐经验

黄 丹

不寐在《伤寒论》中称为"不得眠""不得卧""卧起不安"等,是指睡眠不足或睡不深熟的一种病症,临床屡见不鲜,治疗亦较棘手。中医历来注重睡眠,从古至今,中医医家各有其不同的对不寐的认识。早在《素问·逆调论》中就有"胃不和则卧不安"的记载,在《金匮要略·血痹虚劳病脉证并治》中亦有"虚劳虚烦不得眠"的论述。《景岳全书》中分析:"不寐证虽病有不一,然唯知邪正二字,则尽之矣。盖寐本乎阴,神其主也,神安则寐,神不安则不寐,其所以不安者,一由邪气之扰,一由营气之不足耳。有邪者多实证,无邪者皆虚证。"

有调查发现有 9%～15% 的人受某种慢性失眠的困扰。它影响到人们的日常生活、工作和交际,另外还可能导致其他一些心理障碍,比如抑郁和焦虑。临床实践中发现,部分患者在失眠的同时,还伴有脘腹不适、嗳气、反酸、呕逆、大便不调等胃不和的表现。对于此类患者,董老在临床经常处以经方治疗,最终达到胃和状态,失眠随之而愈。

当今生活方式的改变,饮食结构的变化,产生了诸多胃肠病变。一方面或暴饮暴食,或饥饱失调,或烟酒无度,或贪凉饮冷,或嗜食肥甘辛辣,造成胃肠道负担加重或功能受损;另一方面工作竞争激烈,生活节奏加快,精神负担较重,焦虑、抑郁多发,中枢神经系统与胃肠内的肠神经系统相互作用,而产生消化系统异常的种种表现。这些因素均可导致脾胃受损,致虚成实,而致心神失养或心神不安,造成失眠。"胃不和则卧不安"是胃肠病变影响睡眠的总病机。后世认为胃的虚证或实证,只要不舒畅就会导致睡眠异常。董老从医几十年,善用经方治疗神志疾病,笔者有幸跟师临证,现将导师用经方和胃治疗失眠的经验介绍如下。

一、小柴胡汤验案

患者,女,65 岁,因反复失眠半年,大便不成形,晨起加重,口苦,情绪抑郁,舌淡红,苔薄白,脉弦。多次服用中药效不佳,遂就诊于董老。董老四诊合参后指出,该患者适合用小柴胡汤加减,拟方如下:炒柴胡 12 g,黄芩 10 g,党参 10 g,姜半夏 12 g,生姜 3 片,厚朴 12 g,佛手 12 g,苍术 10 g,元胡 12 g,炒谷芽 12 g,陈皮 10 g,姜黄连 6 g。6 剂后患者失眠明显改善,口苦、胃痛、腹胀较前有所减轻,每日大便 2 次且基本成形,仍食欲欠佳。原方再进 6 剂后获良效。

按 升降出入是气机运动的基本形式。《素问·六微旨大论》曰:"出入废则神机化灭,升降息则气立孤危。故非出入,则无以生长壮老已;非升降,则无以生长化收藏。是以升降出入,无器不有。"此患者平素性格内向,喜生闷气,致肝胆气郁兼脾胃湿食痰邪郁滞,故而口苦、胃痛、腹胀、纳差,治用小柴胡汤加减。小柴胡汤疏利气机,能使胃中湿化食消而脾胃升降复常,枢机开阖有度则气机出入有序,故而见效。

二、四逆散验案

患者,女性,65 岁,2013 年 6 月 10 日求诊。2 个月前出现失眠,入睡困难,多梦、易醒,醒后不易再入睡,每晚断续睡 3 h 左右,伴明显胃脘痞闷,嗳气,纳呆,小腹胀,矢气频频,头晕,乏力,气短,手心热,心烦,口干不欲饮,畏凉,大便干燥,日 1 行。病后曾予诊治,服黄芪等补益中药治疗,但药后口干、咽痛,"上火"症状明显。舌略暗红,苔薄白,脉弦而有力。辨证属少阳病,以四逆散加味治之。柴胡 12 g,白芍 12 g,枳实 12 g,茯苓 30 g,苏梗 15 g,生龙骨 30 g,生牡蛎 30 g,炙甘草 6 g。7 剂,水煎服,每日 1 剂。

二诊(2013 年 6 月 16 日):睡眠明显好转,每晚可睡 5~6 h,胃脘痞闷、嗳气显著减轻,头晕、心烦消失,大便通畅,仍乏力、多汗、口干不欲饮,手心热,舌黯苔薄白,脉弦。病情好转,一诊方加沙参 12 g,麦冬 12 g,滋阴清热。

按 四逆散由柴胡、枳实、芍药、炙甘草 4 味药组成,载于《伤寒论》中,治疗因阳气郁滞而四肢逆冷,后世认为是疏理气滞的基本方,以调畅气机为主。患者因胃气郁滞,气机不畅,以四逆散调畅气机,同时加茯苓、苏梗、生龙骨、生牡蛎助四逆散和胃安神,药证合拍,故收佳效。

三、半夏厚朴汤合半夏泻心汤加减验案

患者,男,44 岁,2014 年 8 月 14 日首诊。患者睡眠差,多梦,易醒,胃胀,口苦,便溏,每日 2 次,舌苔厚腻,黄白相间,脉弦。以半夏厚朴汤合半夏泻心汤加减:半

夏 12 g,厚朴 15 g,茯苓 20 g,黄连 5 g,黄芩 10 g,甘草 6 g,川芎 10 g,苍术 10 g,陈皮 12 g。7 剂,水煎服。

二诊(2014 年 8 月 21 日):患者服药后,症状缓解,失眠较前明显缓解,可入睡 6 h,但梦多,感胃胀较前好转,口不苦,舌黯,苔白腻微黄腻,脉弦。一诊方加炒枣仁 15 g,7 剂,水煎服。

按 半夏泻心汤是张仲景治疗少阳病误下致脾胃寒热错杂,痞塞不通,出现的心下痞满而不痛的代表方剂。半夏厚朴汤是治疗郁证的代表方剂,因脾之升、胃之和降功能失调导致阴阳上下不和,阳不入阴而出现失眠。为此本方治疗之旨在于用人参、大枣、甘草温补脾阳,以助升降之功,用半夏、干姜辛温开结以消痞,用黄连、黄芩苦泄清热以降胃气之逆,诸药合用共奏辛开苦降、和解心下寒热、温补和中之能。脾胃的升降枢纽功能恢复则阴阳上下调和,如此则是不治失眠而失眠自治的道理所在。

失眠的治疗关键在辨证论治。临床中灵活选用经方可以有很好的疗效。但需提出的是,经方应用时也要注意随症加减,药量也应因人、因证而异,不能生搬硬套、原方照抄。而且可以两个或两个以上的经方合并使用,能取得更好的疗效。经方还可配合时方、土方,取长补短,提高疗效。失眠的治疗是复杂且持久的过程,不能偏执于方药的作用,要重视病人的心理、生活习惯等方面的调节才能够达到治愈的目的。

参考文献:

罗海鸥,李绍旦,杨明会,2013.杨明会教授从"胃"论治失眠理论探析[J].中华中医药杂志,28(2):423.

毛臻,2005.调和脾胃法在治疗失眠中的作用[J].中国中医药现代远程教育,3(2):45.

董湘玉教授"益气化瘀法"治疗情志病气阴
两虚夹瘀证经验介绍

陈 颜 姜 平

情志病是指因七情而致的脏腑阴阳气血失调的疾病,常常包括传统的癫狂、百合病、脏躁、郁证、不寐等。情志病包括两方面的含义:一是指因情志刺激而发的病症,如抑郁、癫狂、脏躁等;另一含义则是指由情志刺激而诱发的病症,如高血压、胃痛、胸痹等。吴丽丽等对筛选的古代医籍中的情志病医案统计分析,结果显示所涉及的 17 种病症中以心悸、不寐、郁证、痫证比例较高。发病以情志为诱因居多,郁证情志诱因最为常见。情志诱因中以多种情志因素混合诱发居多。脏腑虚损主要是气虚、阴虚、血虚,情志病以气郁、气郁化火、痰湿为常见。

董老是贵州省名中医,从事中医心理学临床和教学工作 40 余年,擅长辨证治疗心身疾病。在几十年的工作中,结合前人的思想,摸索出了自己的一套治疗情志病的方法,并自创了一些临床疗效显著的验方。董老临证多年,发现情志病常常为久病,暗耗阴血,后期以气阴两虚夹瘀为重要的病机,与祝玉慧等对 130 例情志致病病历进行证候分析的结论相同,即:情志病以气虚为本,气机紊乱为标。气虚为情志致病的基础,调查结果显示,气阴两虚证是情志病中最多的证候,还有相当多的气虚血瘀证。董老以法御方,自创益气化瘀汤治疗气阴两虚夹瘀证的情志病,疗效颇好,在此总结一二,共享于同道。

一、病因病机

董老认为,情志病的核心是气机。情志活动与气机的关系最为密切,气机运动正常,人体生理活动才能正常进行,气的升降出入通畅则人的情志活动正常。反之,若脏腑功能失调,气机不畅,清气不升,浊气不降,该出的不出,该入的不入,则情志活动出现异常,出现嬉笑不止、思虑不解、悲伤哭泣、恐惧不安等;情志异常刺激可以扰乱相应脏腑正常的气机运动,出现脏腑功能失调,如气喘、泄泻、反酸、胃痛、腹胀等。情志异常通过对气机的影响进而影响血的运行,故气行则血行,气滞则血瘀,气虚则血虚,气逆则血逆,可出现各种气血逆乱的情况。如《素问·举痛论》说:"余知百病生于气也。怒则气上,喜则气缓,悲则气消,恐则气下……惊则心无所倚,神无所归,虑无所定,故气乱矣。"气机升降失常,运行不畅,会累及血液和津液,导致痰饮、瘀血的形成,而痰饮、瘀血的形成又会影响气血津液的化生导致气阴两虚,故情志病久病的病人,常常出现气阴两虚夹瘀证。

情志因素与脾、胃、心、肝之间相互影响且关系密切,心调控人的情志活动,肝调畅人的情志活动,脾胃乃气机之枢,可以调衡情志活动,因而脾胃也是最易受情志所累的脏器之一,故情志因素是引起脾胃病常见也是重要的病因之一。这与董老临床诊疗的病人情况是相符的。董老发现许多消化系统疾病,特别是慢性病如胃脘痛、呃逆、嘈杂等大都与患者长期情志不遂有关,针对这些情志相关的脾胃病发展到气阴两虚夹瘀证这个病机时,运用益气化瘀法进行治疗。益气养阴,活血祛瘀不伤血,清热不伤阴,理气不耗气。

对于情志病中的不寐,董老认为阴虚失眠病机主要是各种原因导致机体阴虚,阴阳之间平衡被打破,阴阳出入失常,阴虚则阳盛,此种阴虚火旺热扰心神,出现心烦意乱,心神不宁,烦躁易怒而致失眠。常伴有不能自制的烦躁、焦虑,多见于更年期妇女或热病后期伤阴的患者。《景岳全书》指出:"盖寐本乎阴,神其主也,神安则寐,神不安则不寐,其所以不安者,一由邪气之扰,一由营气之不足耳……无邪而不寐者,必营气之不足也。营主血,血虚则无以养心,心虚则神不守舍,故或为惊惕,或为恐畏,或若有所系恋,或无因而偏多妄思,以致终夜不寐,及忽寐忽醒,而为神魂不安等证。"《辨证录》云:"夫肝主藏魂,肝血足则魂藏,肝血虚则魂越……治法祛肝之邪,而先补肝之血,血足而邪自难留。"由此可见不寐气阴两虚夹瘀证也是临床所常见的。发展到这个病机时也可使用"益气化瘀法",与治疗情志相关证型相同的脾胃病一样,疗效很好,充分体现了董老异病同治的思想。

二、方药举隅

董老验方——益气化瘀汤的组成:太子参 10 g,丹参 15 g,当归 10 g,香附 10 g,佛手 15 g,苏梗 10 g,陈皮 12 g,甘草 6 g,麦冬 15 g,白芍 12 g,蒲公英 20 g,山药 10 g。每日 1 剂,水煎 2 次,饭前 30 min 温服。加减:有阴虚内热者加石斛 12 g,黄芩 10 g;大便秘结者加火麻仁 12 g;胃痛者加金铃子散;纳差者加神曲 12 g。

方中太子参、麦冬为君药。太子参益气养阴生津,益气又不助内热,麦冬养肺胃之阴、清阴虚之热;二者相配更利于阴津的生成,养阴益气不滋腻。通过滋胃阴,胃络得以滋养,郁火渐除,火消而阴津得复、胃腑得通,胃"传化物而不藏"的生理特性得以恢复,脾胃化生水谷精微,脾之阳气方能复旺,取其"阴中求阳"之意,"滋阴以益气,益气兼滋阴",如此阴阳互根互用,生化无穷,为本方核心药对。

当归、丹参为臣药。当归生血活血,宣通气分,使气血各有所归;丹参味苦微寒,活血祛瘀,养血。一味丹参功同四物汤,两药合用则活血祛瘀而不伤血。

香附、佛手、苏梗及陈皮为佐使,香附、佛手为血中气药,解血中之郁气,气行则瘀血不生,苏梗、陈皮宽中理气以解因气虚而中焦气机不畅;白芍养血柔肝,以解肝郁,可使木升土旺,且与甘草相配可行酸甘化阴之妙;山药补脾养胃生津;蒲公英味甘寒,入胃经,清热不伤阴;甘草调和诸药。

本方的特点是养阴益气,活血祛瘀不伤血,清热不伤阴,理气不耗气。该方针对情志相关性疾病中具备气阴两虚证病机,特别是兼有血瘀者。按照异病同治的道理,运用此方,常有较好的效果。董老认为治疗失眠、郁证、更年期综合征、反流性食管炎、胃脘痛等发展到气阴两虚夹瘀阶段的患者,均可运用益气化瘀汤治疗。

三、病案举隅

1.胃食管反流

患者,男,49岁,于2015年4月30日就诊,因反酸、胸骨后刺痛反复发作3⁺年,加重1个月就诊。患者因长期工作饮食不规律,工作压力大,性情抑郁,焦虑,曾于3年前在本地精神专科医院诊断为"抑郁状态",口服药物治疗后,症状稍缓(具体不详),3年前开始反复出现反酸、胸骨后刺痛、胁痛、胃脘部胀满、手足心热、纳差、口干苦、便稀溏等,外院诊断为"胃食管反流",反复予以奥美拉唑、铝碳酸镁、枸橼酸莫沙必利口服,症状时好时坏。就诊前2周患者上述症状加重,口服上述药物无明显效果,并伴有神疲乏力,面色无华,纳差,夜眠差,烦躁,易怒,汗多,大便稀溏。于门诊就诊,患者舌质淡红而紫黯,苔白而微腻伴有剥苔,脉象弦涩而沉。参照《胃食管反流病中西医结合诊疗共识意见(2010)》症状、舌脉象均符合标准,具备诊断气虚血瘀型胃食管反流的特征。同时进行胃镜检查,根据《反流性食管炎诊断及治疗指南(2003年)》胃镜结果为反流性食道炎Ⅰa级,伴浅表性慢性胃炎。综合上述诊断依据,该证属气阴两虚夹瘀,治疗首重益气养阴,和胃降逆兼以活血。药用:太子参10 g,丹参15 g,当归10 g,香附10 g,佛手15 g,苏梗10 g,陈皮12 g,

甘草 6 g,白芍 12 g,蒲公英 20 g,山药 10 g,石斛 12 g,黄连 6 g,吴茱萸3 g。每日 1
剂,水煎 2 次,饭前 30 min 温服。连服 14 剂后,患者自觉反酸、胸骨后疼痛症状较
前明显好转,仍纳眠差,腹胀,有剥苔。原方去黄连、吴茱萸,加北沙参 15 g、麦冬
15 g,连服 1 个月后(用法同前),症状基本消失,偶感胃脘不适,舌苔正常,继服用
14 剂,随访至今未再发作。

按　该病人初期因肝郁气滞,痰浊内阻,郁久化热,因失于调治导致伤气伤阴,
脾胃虚弱。因脾胃气虚,脾不升清,胃土上逆,而见反酸;脾胃虚弱,生气不足,肝失
疏泄产生瘀滞,不通则痛,表现胸骨后刺痛等血瘀的表现。其病机为气阴两虚夹
瘀,当用益气化瘀汤治疗。

2. 焦虑性失眠

王某,女,45 岁,绝经 1 年,因失眠到门诊就诊,其自诉从 2 年前与前夫离婚后,
反复失眠,睡后易醒,常觉疲惫,伴有焦虑感,服用"枣仁安神胶囊""佐匹克隆片"
等药物(具体不详),症状时好时坏。近 1 个月以来,症状加重,有时整夜不眠,烦躁
易怒。体格检查:失眠,少气懒言,语音低微,神疲乏力,食欲不振,心悸自汗,形体
消瘦,目眩耳鸣,时有夜间胸口刺痛,口干咽燥,脉细涩,舌淡紫、无苔、干而少津。
董老从西医诊断方面考虑为焦虑性失眠;中医方面考虑为不寐的气阴两虚夹瘀证。
予以益气化瘀汤治疗,益气养阴,安神宁心兼以活血。药用:太子参 10 g,丹参
20 g,当归 10 g,香附 10 g,佛手 15 g,苏梗 10 g,陈皮 12 g,甘草 6 g,白芍 12 g,山药
10 g,石斛 12 g,黄连 6 g,炒酸枣仁 10 g。每日 1 剂,水煎 2 次,饭前 30 min 温服。
服用 10 剂后,患者自觉整夜不眠的情况明显减轻,胸口刺痛感消失,但仍然易醒,
纳差,精神欠佳,容易受到惊吓,舌干苔少。前方加北沙参 15 g,麦冬 15 g,珍珠母
15 g(先煎),连服 1 个月后(用法同前),症状基本控制,睡眠每日能达到 6 h,偶有
腹胀,苔薄白,舌淡红,脉弦细。继续服用 7 剂后未再复诊,电话询问称症状控制,
未再复发。

按　该患者以离婚情志困扰为诱因,肝郁气滞,久病郁而化火,暗耗阴液,致以
脏腑津气衰微为主要表现的慢性气阴两虚证,肝失疏泄产生瘀滞,不通则痛,表现
胸口刺痛等血瘀的表现,其临床特点是发病较缓,病势较慢。病机仍然是气阴两虚
夹瘀,同样可以用益气化瘀汤治疗。

董老认为,临床诊病一方面应该恪守病机,讲究辨证论治,效法张仲景"方证相
应"的做法,有是证用是方;一方面要灵活运用病机相从,依法化裁,只要"法"对

了,才能千万方剂任我随手拈来。不然,病同证异,或证同病异会产生许多误治,为我医者所不愿。

参考文献:

陈颜,张东兰,2015.董湘玉教授经方论治失眠经验介绍[J].贵阳中医学院学报,37(2):47-49.

孙广仁,2002.中医基础理论[M].北京:中国中医药出版社.

吴丽丽,严灿,周莺,等,2008.古代情志病证医案中病因、病位和病机以及辨证规律的研究[J].江苏中医药,40(8):72-74.

仲维莉,龚占悦,邹国良,2007.从情志因素论治脾胃病[J].时珍国医国药,18(4):963-964.

柴夏芩姜汤治疗肝胃气滞兼脾胃湿热型慢性浅表性胃炎的临床观察

周雅杰　陈　颜

慢性浅表性胃炎是消化系统常见病,其发病多与病毒或细菌(Hp)感染、药物的不良反应和气候等因素有关。而自生物－心理－社会医学模式提出后,心理因素对该病的影响也越来越受到关注。董老对消化系统及心身疾病的治疗颇有建树,常以经方治病。柴夏芩姜汤是董老的经验方、常用方,用于肝胃气滞兼脾胃湿热型慢性浅表性胃炎患者的临床治疗,效果显著。

一、临床资料

70 例入选病例均为 2014 年 3 月至 2015 年 3 月贵阳中医学院第一附属医院消化科门诊及住院患者,中医辨证为肝胃气滞兼脾胃湿热型慢性浅表性胃炎。随机分为 2 组,各 35 例。治疗组男 18 例,女 17 例;年龄 27 ~ 65 岁,平均(47.89 ± 11.38)岁。对照组男 21 例,女 14 例;年龄 24 ~ 65 岁,平均(42.77 ±13.05)岁。两组病程均为 6 个月到 8 年,治疗组平均为(3.46 ±2.32)年,对照组平均为(3.07 ± 2.06)年。两组性别、年龄、病程、辨证资料等经统计学处理,均无统计学意义($P > 0.05$),具有可比性。

二、诊断标准

西医诊断标准参照《中国慢性胃炎共识意见(2012)》和《慢性胃炎中西医结合诊疗共识意见(2011)》制订诊断标准:具有上腹部疼痛、腹胀、早饱、食欲减低、饮食减少,或伴有泛酸等症状且符合胃镜诊断标准。中医辨证标准参考《慢性胃炎中西医结合诊疗共识意见(2011)》和《慢性浅表性胃炎中医诊疗共识意见(2009)》制订。主要症状:胃脘嘈杂或胃脘胀痛或痛窜两胁;舌质淡红或红或暗,苔腻或白或黄或黄白相间;脉弦。次要症状:每于情志因素而痛作或加重;胸闷喜太息;嗳气频繁;纳呆泛恶;反酸或泛吐清水;胃脘灼热;口苦口臭;大便溏薄或黏滞。具备主要症状 2 项加次要症状前 4 项中 1 项加后 4 项中 1 项,或主要症状 1 项加次要症状前 4 项中 2 项加后 4 项中 1 项,则可确诊。

三、治疗方法

(一)治疗组

采用柴夏芩姜汤,处方:茯苓 20 g,厚朴 15 g,柴胡、枳壳、白芍、当归、半夏、元胡各 12 g,香附、川芎、黄芩各 10 g,甘草 6 g,生姜 3 片。随症加减:疼痛明显者,可加川楝;胃热明显者,可加黄连 6 g;反酸(甚)者加左金丸;便干难解者可改枳壳为枳实,或酌量加用生大黄;便溏者加炒白术 12 g;食积纳差者加神曲 12 g,炒谷芽、炒麦芽各 20 g。每日 1 剂,水煎 2 次,每日 3 次,饭前 30 min 温服。

(二)对照组

予雷贝拉唑肠溶胶囊每日 1 粒,晨服;铝碳酸镁 2 片/次,每日 3 次,餐后嚼服;枸橼酸莫沙必利 1 片/次,每日 3 次,餐前服。

7 日为 1 个疗程,治疗 4 个疗程,治疗期间要求忌辛辣、肥腻食物及烟酒。

四、观察指标与统计学方法

1. 观察指标

临床症状评分采用"胃肠疾病中医症状评分表"的相关标准制订:无症状 0 分;症状较轻 3 分;症状中等 5 分;症状严重 7 分。疗效评分 = [(治疗前症状积分总数 − 治疗后症状积分总数)/治疗前症状积分总数] ×100%。评分标准:①临床痊愈,症状基本消失,积分减少不少于 95%。②显效、有效及无效分别为治疗后的症状有效率与治疗前相比积分减少大于 75%、不少于 50%、低于 50%。胃镜下疗效评价:分别对胃镜下红斑、充血、胆汁反流等情况加以统计,计算各单个镜下表现的改善等级及总积分改善程度。痊愈:胃黏膜恢复正常。显效:胃黏膜病变积分减轻 2 个级别以上。有效:胃黏膜病变积分减轻 1 个级别。无效:胃黏膜病变无改变或加重。

2. 统计学方法

以 SPSS 23.0 为统计分析工具,计量资料用 t 检验,计数资料用 χ^2 检验,$P < 0.05$ 时代表有统计学意义。

五、结 果

1. 两组中医症状积分比较

治疗后中医症状积分比较,差异均无统计学意义($P > 0.05$);两组治疗后和治疗前比较均有改善($P < 0.05$),见表 5 - 13。

表 5 - 13 两组治疗前、后中医症状积分比较

组 别	人数/人	治疗前/分	治疗后/分
治疗组	35	29.97 ± 8.63	8.23 ± 6.99
对照组	35	28.77 ± 9.38	10.48 ± 6.41

2. 两组中医症状疗效比较

根据"胃肠疾病中医症状评分表"评分所得数据,治疗组和对照组总有效率分别为 86% 和 80%,经统计学处理,两组有显著差异($P < 0.05$),见表 5 - 14。

表 5 - 14 两组患者中医症状疗效比较

组 别	人数/人	痊愈/人	显效/人	有效/人	无效/人	总有效率
治疗组	35	5	14	11	5	86%
对照组	35	0	9	19	7	80%

3. 两组治疗后胃镜变化情况比较

对照组治愈率 14.29%,总有效率 94%;治疗组治愈率 20%,总有效率 94%。两组比较,差异无统计学意义($P > 0.05$),见表 5 - 15。

表 5 - 15 两组治疗后胃镜变化情况比较

组 别	人数	痊愈/人	显效/人	有效/人	无效/人	总有效率
治疗组	35	7	18	9	1	94%
对照组	35	5	15	13	2	94%

4. 安全性比较

经统计,治疗组患者服药期间未出现明显不良反应,对照组服药期间个别患者出现口干、腹泻、头晕、倦怠的反应。证明治疗组在用药安全方面更可靠($P <$

0.05），见表 5 – 16。

表 5 – 16　两组患者安全性分析

组　别	人数/人	不良反应	
		有/人	无/人
治疗组	35	0	35
对照组	35	6	29

六、讨　论

慢性浅表性胃炎类似于中医学中的"胃脘痛""嘈杂""痞满"等。中医辨证常将其分为肝胃气滞证、肝胃郁热证、脾胃湿热证、胃阴不足证、脾胃气虚证、脾胃虚寒证，但实际上，单一证型在临床中并不常见，绝大多数患者均是气滞、痰湿、瘀血等交杂的表现，且证型又以肝胃气滞为最常见。故本课题着重观察董老以柴夏芩姜汤治疗慢性浅表性胃炎经验中辨证为肝胃气滞兼脾胃湿热证的临床疗效，进一步总结及更好地发挥中医药治疗慢性浅表性胃炎的优势。

肝胃气滞兼脾胃湿热证的形成多由情志不舒起病。肝为刚脏，将军之官，喜生发调达。情志不舒则肝气郁，以使气滞。肝克脾土，气机升降出入之有序状态被破坏，脾不升清，胃不降浊。气滞又可导致水反为湿、谷反为滞，在气滞的基础上形成湿滞。湿滞中阻，脾胃升降失常加重。气不行血，引起痰血内停；气滞日久可以生热化火。如此循环往复，辗转难愈，证型虽为肝胃气滞兼脾胃湿热，气滞、痰湿、瘀血均可出现，但总以气滞为病机关键。

董老深谙其理，遂考虑柴夏芩姜汤以四逆散合半夏厚朴汤为基础，进行加减变化，故本方有疏肝解郁、清热化湿、祛痰行血的功效。方中柴胡苦平，入肝、胆经以升阳，疏肝解郁，疏达经气，为君药。香附理气疏肝而止痛，川芎活血行气以止痛，二味相合则助柴胡解肝经郁滞，并增行气活血止痛之效；元胡利气，加强止痛之功；白芍养血柔肝，与柴胡合而补肝血，条达肝气，使柴胡升散之余，无耗伤阴血之弊；当归既能补血，又能活血，配白芍而养血柔肝解郁；半夏化痰散结，降逆和胃；黄芩清泄邪热，共为臣药。枳壳理气解郁，与白芍相配，又能使气血调和，与柴胡配伍，一升一降，加强舒畅气机之功，并奏升清降浊之效；厚朴下气除满，助半夏散结降逆；茯苓渗湿健脾，助半夏化痰；生姜辛温散结，和胃止呕，且制半夏之毒，为佐药。

使以甘草,调和诸药,益脾和中。全方升降配伍,疏理肝气;辛苦合用,辛以行气散结,苦以燥湿降逆;寒热共用,针对寒热错杂,使郁气得疏,痰瘀得化。

另外从统计学结果上观察,两组胃镜下的黏膜恢复情况无明显差异,但在中医证候临床疗效上,治疗组症状改善明显优于对照组,且无明显不良反应,对改善患者体质有更好的效用,这表明了面对西医药治疗慢性浅表性胃炎疾病的前沿方案,柴夏芩姜汤可达到同等的病理疗效、更好的症状改善及更优的安全性,值得今后继续深入探究其治疗机理和广泛用于临床。

参考文献:

沈晨,刘慧敏,刘绍能,等,2014.基于肝、胃、气滞证素研究慢性胃炎患者抑郁及焦虑心理特征[J].北京中医药,08:571-574.

吴宗英,王一平,曾超,2006.莫沙必利治疗功能性消化不良的系统评价[J].中国循证医学杂志,11:790-803.

姚星,修宗昌,2013.423例慢性胃炎患者的中医证型与中医体质相关性研究及思考[J].辽宁中医杂志,37(2):349-351.

张秀廷,2015.雷贝拉唑联合替普瑞酮修复慢性胃炎患者胃黏膜的效果观察[J].中国现代药物应用,17:99-100.

董湘玉以五泻心汤治心下痞经验举隅

周雅杰　陈　颜

董湘玉教授是国家级名老中医,贵州省首届名中医,从事临床科教几十载,对消化系统及心身疾病的治疗颇有建树,常以泻心汤类方、柴胡类方等经方治病。笔者有幸跟师,收益良多,现列举董老治"痞"个案,执简驭繁总结董老经验,与同道共享。

1. 大黄黄连泻心汤治内热壅盛之痞

杨某,男,35 岁,近 1 个月难眠。体格检查:脾胃胀满不适,脊背发疖,舌红苔黄腻,脉沉数而关脉濡。予大黄黄连泻心汤合柴夏芩姜汤(董老经验方)化裁:制大黄 10 g,黄连 6 g,薏苡仁 20 g,柴胡 10 g,枳壳 12 g,赤芍 10 g,白芍 10 g,甘草 6 g,川芎 10 g,香附 10 g,黄芩 10 g,陈皮 12 g,厚朴 12 g,茯苓 20 g。嘱另煎大黄兑服。随症加减,服药 2 周后病瘥。

按　患者内有痞塞,外有火疖,结合舌象,则眠差乃邪热扰心所致。故邪热得清,则眠差自除。关脉候中焦,其关脉濡,知邪热位居心下。如《伤寒论》曰:"心下痞,按之濡,其脉关上浮者。"遂投大黄黄连泻心汤治之。此方妙处就在于清热烦除之间,气机得以通顺,而使痞散。辅以柴夏芩姜汤增强消痞顺气之力,则诸症瘥。

2. 半夏泻心汤治寒热交结之痞

刘某,男,38 岁,喉中梗痛 1 年,曾食道出血。体格检查:胃脘隐痛,满闷不通,反酸,时有肠鸣下利,口微苦,舌黯红苔白腻,脉微弦。当日胃镜提示:慢性浅表性胃炎伴胆汁反流、反流性食管炎。以半夏泻心汤合半夏厚朴汤、四逆散化裁:半夏 10 g,黄连 6 g,黄芩 10 g,甘草 6 g,厚朴 15 g,茯苓 20 g,生姜 2 片,柴胡 10 g,白芍 10 g,枳壳 12 g,当归 12 g,共 7 剂,忌食辛辣、燥热、酸甘之品。二诊:病症减轻,舌苔转为薄白,原方调量另加用麦冬 10 g、北沙参 10 g 续服。三诊:诸症明显好转,但阴虚较甚,加重滋阴药守方续服,此后未再复诊。

按　患者咽喉梗痛,然中焦痞塞、反酸,又见肠鸣下利,故投此方。如《金匮要略》云:"呕而肠鸣,心下痞者,半夏泻心汤主之。"患者症见反酸,反酸属热,肝气不舒挟脾胃壅热上逆则反酸;下利属寒,水饮气迫于下则漉漉有声。上下寒热交结,此半夏泻心汤证。应寒热互用,交通中焦阴阳,使上下气顺。合四逆散,取其枳实、柴胡一升一降之效,及生姜、半夏之辛配黄芩、黄连之苦,辛开苦降,共奏升清降浊之功,疏利中焦气机。其中,枳实力强,遂以枳壳代之。二诊,症状减轻,而舌显阴虚象。董老云:本为阴虚,却见舌苔腻,此时不可补,当先清化痰湿,待阴虚显露方可入补药。遂辅入滋阴药物,顾护胃阴。三诊,症瘥,加重滋阴药巩固治疗。

3. 生姜泻心汤疗水热互结之痞

罗某,女,39岁,脐周痛1周,食少痞塞,腹鸣,大便稀,时有干呕,口干,舌黯红,苔薄腻,脉紧。投生姜泻心汤合半夏厚朴汤化裁:生姜2片,半夏10 g,黄连6 g,黄芩10 g,干姜6 g,甘草6 g,川楝10 g,元胡10 g,厚朴12 g,茯苓15 g,苏梗10 g,7剂,嘱清淡饮食。二诊:症状减轻,而以口干,舌黯苔薄,脉弦为主要症状。遂加减原方,辅入滋阴药,续服7剂。三诊:诸症消,减量续服,巩固治疗。

按 此例患者中焦虚弱,不能杀谷,土弱不能胜水。阳邪居贲门,使心下痞硬;水邪居幽门,而腹鸣下利。遂依《伤寒论》"如是证,用是方"的特点:"心下痞鞭……腹中雷鸣,下利者,生姜泻心汤主之。"生姜益胃散水,宣可去壅,与泻心汤以攻痞,故能开痞清湿热,益脾之气虚。患者舌红,为内热象,考虑贵州地界,饮食每用辛辣,若以生姜、干姜并用,恐燥热太过,难得佳效,故以少量姜治其寒。患者口干,苔薄腻,脉紧,乃是中焦枢机不利,痞结不散,不能载津于口,故合半夏厚朴汤散结顺气,同调其证。

4. 甘草泻心汤治胃虚气结夹湿之痞

李某,男,28岁,胃腹胀闷隐痛2个月,胃镜示慢性浅表性胃炎,伴呃逆,常生口腔溃疡,口干,食少,心烦易怒,便稀不调,舌尖红苔白黄腻,脉弦数。投甘草泻心汤合四逆散、半夏厚朴汤:生甘草8 g,半夏10 g,黄芩10 g,黄连3 g,厚朴12 g,茯苓15 g,麦冬15 g,当归12 g,川芎10 g,白芍12 g,柴胡10 g,枳壳12 g,太子参12 g,7剂,嘱清淡饮食,畅情志。1个月后病瘥。

按 《金匮要略》言:"狐惑之为病……蚀于上部则声喝,甘草泻心汤主之。"此病必先发脾虚,以致水湿不运,壅塞中焦,继而生热;热又蒸水,而化湿毒。湿毒流行如狐之多变,故名狐惑。患者上有火之喑哑,下有寒之泄利,皆因脾胃虚甚失于调剂,火热不降,水寒上逆,而结为痞。脾弱不能转运,气结不得流行。其胀为虚胀,痛为虚痛,遂甘草和中以平调上下,取其和缓补虚之意,治痞之益甚。四逆散、半夏厚朴汤协助调理气机,故使病瘥。

5. 附子泻心汤治卫阳虚而邪热盛之痞

黎某,女,48岁,慕名求诊。述病初因月子时未得休养而起,全身发冷、汗大出,大便硬,胃痞,咽中如有异物,不寐,情绪差,舌黯苔黄厚腻,脉沉涩。投附子泻心汤合小柴胡汤、半夏厚朴汤加减:制附子10 g,制大黄10 g,半夏12 g,黄连6 g,黄芩10 g,干姜6 g,甘草6 g,太子参10 g,柴胡10 g,枳实10 g,川芎10 g,当归12 g,厚朴15 g,茯苓20 g,藿香10 g。服药1周症状减轻。随症加减续用至今,寒症明显改善。

按 董老云,本病起于月子则应治于月子,然患者天癸将竭,则此法不通。今患者"心下痞,而复恶寒汗出"正是《伤寒论》中附子泻心汤证。其便硬中归于痞,恶寒汗出,烦而不寐,是里有邪热复又真阳不足。其热是真热,寒是真寒。故以附子温下寒,固阳敛汗,大黄、黄连、黄芩清上热,兼以济阴,此泻痞意轻,扶阳意重也。此方攻补并施,寒热互用,是谓之妙。合以小柴胡汤、半夏厚朴汤辅调气机,则诸症日减。

6. 结　语

痞证皆由虚化,留邪心下,气滞壅阻,上下不通。五泻心汤无论阴阳上下,寒热虚实,攻补进退,皆以中焦为治。董老深谙其理,"如是证,用是方",辨用五泻心汤,故得妙效。此外,董老认为自然界万物生、长、化、收、藏统归于气,气顺则百病不生,气不顺则暗藏祸患。临床用方常以治气为本,疏理气机、调畅情志贯穿始终。

参考文献:

李粉萍,惠振亮,2002.痞证的分类及治疗探讨[J].陕西中医学院学报,(04):3.

曾福海,1995.论痞证可痛[J].中医杂志,(03):183.

周仲瑛,2003.中医内科学[M].北京:中国中医药出版社.

基于中医传承辅助系统分析董湘玉教授治疗腹痛的处方规律

邢 洋 陈 颜

董湘玉从事中医、中医临床工作40余载,擅于使用经方治疗疾病,并逐渐形成了独特的临床经验和学术思想,在治疗心身疾病和消化系统疾病方面有独到的见解。

名老中医是我国中医药发展传承的一块瑰宝,是当代中医的"金字招牌",对名老中医的学术思想及经验研究十分重要。中医的传统传承方式经历了口传心授、纸质文献、电子文献等形式,"师承"作为中医传承至今的主要方式,因其受单一医家观点及影响力的局限,已很难满足现今中医药传承的需要。故我们利用当今发展迅速的信息化方法,分析研究名老中医治疗相关疾病的用药经验、处方规律及学术思想。

中医传承辅助系统由中国中医科学院中药研究所和中国科学院自动化研究所共同开发,该系统可对名老中医大量病案数据进行深层次的用药及处方规律的研究,并最大限度地制约了中医药数据的零散性和非标准性。其主要采用规则分析、改进的互信息法、复杂系统熵聚类、无监督的熵层次聚类等方法对数据进行挖掘分析。本文基于中医传承辅助系统对董老治疗腹痛的处方规律进行数据挖掘分析。

一、资料与方法

(一)处方来源及筛选

来源为2014年10月至2016年7月贵阳中医学院第一附属医院、贵阳中医学院第二附属医院董湘玉教授接诊的门诊病案,以周仲瑛主编的《中医内科学》中腹痛的主要症状为筛选标准,从中筛选出治疗腹痛的处方246首。

(二)处方的录入与核对

将筛选出的处方录入中医传承辅助系统。考虑可能存在人为的纰漏,故在数据录入完成后,请双人进行核对审查,以确保数据的准确性。

(三)数据分析

1. 提取数据

进入中医传承辅助系统的"数据分析"系统,在"中医疾病"项中输入"腹痛",将治疗腹痛的处方全部提取出来。

2. 频次分析

在"组方分析"的功能面板内点击"频次分析",把处方中每味中药出现的频次根据从高到低的顺序进行排列,并将数据导出。

3. 组方规律

点击"组方规律"后将"支持度个数"设定为123,进行"用药模式"分析,按药物出现的频次由高到低进行排列后将数据导出;将"置信度"设为0.9,进行"规则分析",即得到分析所得的组合规则。

4. 新方分析

将"相关度"设定为8,"惩罚度"设定为2,进行聚类分析(其核心算法主要是改进的互进信息法和复杂系统熵聚类法),然后提取组合进行"新方分析"(无层次熵聚类法)。

二、结 果

(一)用药频次

对董老治疗腹痛的246首处方中95味中药进行频次统计分析,频次大于30的中药共有25味,频次大于100的分别是白芍、当归、茯苓、甘草、半夏、黄芩、元胡、厚朴、川芎。具体见表5-17。

表5-17 使用频次>30的药物列表

序 号	药 物	频 次
1	白 芍	220
2	当 归	208
3	茯 苓	203
4	甘 草	198

续表

序　号	药　物	频　次
5	半　夏	176
6	黄　芩	159
7	元　胡	151
8	厚　朴	116
9	川　芎	108
10	柴　胡	96
11	白　术	90
12	生　姜	85
13	陈　皮	82
14	香　附	72
15	佛　手	67
16	川楝子	62
17	黄　连	59
18	山　药	57
19	蒲公英	57
20	麦　冬	56
21	太子参	54
22	枳　壳	51
23	北沙参	49
24	防　风	39
25	枳　实	36

（二）基于关联规则治疗腹痛的组方规律分析

利用关联规则数据挖掘方法,将"支持度个数"设定为 123,"置信度"设定为 0.9,把频次按照由高到低的顺序排列,结果见表 5 - 18。分析所得用药关联规则结果见表 5 - 19。

表 5 - 18　使用频次大于 123 的药对

序　号	药物模式	频　次
1	当归,白芍	204
2	甘草,白芍	180
3	白芍,茯苓	179
4	当归,茯苓	169

续表

序　号	药物模式	频　次
5	半夏,茯苓	167
6	甘草,当归	166
7	甘草,茯苓	166
8	当归,白芍,茯苓	166
9	甘草,当归,白芍	164
10	半夏,白芍	151
11	甘草,白芍,茯苓	150
12	黄芩,茯苓	144
13	半夏,甘草	143
14	半夏,当归	143
15	半夏,白芍,茯苓	143
16	半夏,黄芩	140
17	半夏,当归,白芍	140
18	黄芩,甘草	139
19	黄芩,白芍	139
20	甘草,当归,茯苓	138
21	白芍,元胡	137
22	半夏,甘草,茯苓	137
23	甘草,当归,白芍,茯苓	137
24	半夏,当归,茯苓	135
25	半夏,黄芩,茯苓	133
26	半夏,当归,白芍,茯苓	132
27	茯苓,元胡	126
28	半夏,甘草,白芍	126
29	黄芩,甘草,茯苓	126
30	黄芩,当归	125
31	当归,元胡	125
32	黄芩,白芍,茯苓	125
33	黄芩,当归,白芍	124
34	当归,白芍,元胡	124
35	黄芩,甘草,白芍	123

表 5 – 19 处方中使用频次大于 123 的药对组合的关联规则

序　号	关联规则	置信度
1	甘草,当归,茯苓 – > 白芍	0.992 753
2	黄芩,当归 – > 白芍	0.992 000
3	当归,元胡 – > 白芍	0.992 000
4	甘草,当归 – > 白芍	0.987 851
5	当归,茯苓 – > 白芍	0.982 248
6	当归 – > 白芍	0.980 769
7	半夏,当归 – > 白芍	0.979 020
8	半夏,当归,茯苓 – > 白芍	0.977 777
9	半夏,甘草 – > 茯苓	0.958 041
10	半夏,黄芩 – > 茯苓	0.950 000
11	半夏 – > 茯苓	0.948 863
12	半夏,白芍 – > 茯苓	0.947 019
13	半夏,当归 – > 茯苓	0.944 055
14	半夏,当归,白芍 – > 茯苓	0.942 857
15	白芍,茯苓 – > 当归	0.927 374
16	白芍 – > 当归	0.927 272
17	半夏,白芍 – > 当归	0.927 152
18	黄芩,茯苓 – > 半夏	0.923 611
19	半夏,白芍,茯苓 – > 当归	0.923 076
20	半夏,当归 – > 白芍,茯苓	0.923 076
21	甘草,白芍,茯苓 – > 当归	0.913 333
22	甘草,白芍 – > 当归	0.911 111
23	甘草 – > 白芍	0.909 090
24	元胡 – > 白芍	0.907 284
25	黄芩,甘草 – > 茯苓	0.906 474
26	黄芩 – > 茯苓	0.905 660
27	白芍,元胡 – > 当归	0.905 109
28	甘草,茯苓 – > 白芍	0.903 614

（三）新方分析

利用改进的互进信息法对处方中药物关联度进行分析,将"相关度"设定为8,"惩罚度"设定为2,进行聚类分析提取核心组合,基于复杂系统熵聚类法提取核心药物组合,得到表5-20;在此基础上,利用无监督的熵层次聚类法得到新处方10个,见表5-21。

表5-20　核心药物组合

序 号	核心组合	序 号	核心组合
1	牡蛎-大枣-元胡	11	桂枝-大枣-元胡
2	浮小麦-郁金-煅牡蛎	12	合欢皮-郁金-阿胶
3	丹参-甘草-三七粉	13	栀子-甘草-苏叶
4	白芍-藿香-党参	14	白芍-当归-党参
5	蒲公英-茯苓-黄连	15	黄芩-半夏-蒲公英-茯苓
6	北沙参-麦冬-陈皮	16	北沙参-陈皮-香附
7	酸枣仁-远志-炒白术	17	远志-炒白术-白术
8	神曲-连翘-山楂	18	神曲-山楂-炒谷芽
9	山药-半夏-厚朴-生姜	19	山药-柴胡-厚朴-生姜
10	黄芩-山药-半夏-蒲公英-厚朴	20	黄芩-山药-枳实-柴胡-厚朴

表5-21　数据挖掘分析得出的待审新处方

序 号	新方组合
1	牡蛎-大枣-元胡-桂枝
2	浮小麦-郁金-煅牡蛎-合欢皮-阿胶
3	丹参-甘草-三七粉-栀子-苏叶
4	白芍-藿香-党参-当归
5	蒲公英-茯苓-黄连-黄芩-半夏
6	北沙参-麦冬-陈皮-香附
7	酸枣仁-远志-炒白术-白术
8	神曲-连翘-山楂-炒谷芽
9	山药-半夏-厚朴-生姜-柴胡
10	黄芩-山药-半夏-蒲公英-厚朴-枳实-柴胡

三、讨 论

名老中医学术思想是我国几千年医药文化高级智慧的具体体现,其有着独一无二的鲜明的专业特色,在中医继承和发展的长河中占有不可替代的地位,是传统中医药学与现代医学共同发展的纽带,对现代中医药学的发展有巨大的推动作用。所以,总结名老中医的学术思想、临床经验有着极其重要的意义。要全面继承名老中医的学术体系就必须从医术、医理、医德等多个层次进行总结,而医术作为名老中医学术成就直接的体现,为我们传承中医经典学术思想提供了最可靠的保障。

腹痛在中医内科学是一个单独的疾病,指的是胃脘以下、耻骨毛际以上部位的疼痛,周仲瑛主编的《中医内科学》将其病因分为感受外邪、饮食所伤、情志失调、素体阳虚及瘀血阻络;而腹痛在西医学中则是多种疾病的一个临床表现,可见于上呼吸道感染、急性胸膜炎、心肌梗死、急性心力衰竭、腹型癫痫、过敏性紫癜、泌尿系结石、尿毒症、糖尿病酮症酸中毒等。董老在临床上所治疗的腹痛皆为慢性腹痛,主要为现代医学中的功能性胃肠疾病,如肠应激综合征、功能性消化不良、功能性腹痛综合征等。功能性胃肠疾病多有精神情绪不稳定、焦躁抑郁、社会压力过大等诱因,董老认为情志失调、湿邪内蕴、阴虚失养是慢性腹痛的主要致病因素。情志不遂,肝气失于疏泄,横逆犯脾,脾气虚衰,气机失调,气滞血瘀,或日久络脉失养,而发为腹痛;湿邪侵袭,脾失健运,阻遏气机,而致气机不畅,不通则痛;或饮食嗜食辛辣,火热伤阴,阴虚致络脉失养,不荣则痛。故董老在临床治疗腹痛时多以柔肝止痛、健脾渗湿、养血和营为基本治则,常以当归芍药散、芍药甘草汤临证加减,并根据症候的偏盛佐以清热、理气、滋阴等治法,共奏消导、通利、濡养之功。当归芍药散乃张仲景治疗妊娠腹痛之方,方中以养血调肝、健脾利湿药物相合,寓补泻相合之意,后经后世医家临床实践拓展开来,凡肝脾不和、气滞血瘀、水饮内停之证皆可用之。芍药甘草汤中芍药酸苦微寒,益血养营,甘草补中缓急,两药相合,酸甘化阴,滋阴养血,将柔肝与补脾相结合,共奏和里缓急、止痛之效,同时,经现代药理学研究,芍药甘草汤具有明显的镇痛抗炎作用。从数据分析结果来看,收集所得的治疗腹痛处方中,进行分析所得的高频次药物有当归、白芍、甘草、茯苓、半夏、川芎、白术、元胡、川楝子等,正符合董老治疗腹痛的施药理念。董老临证时根据证候的偏盛配伍加减,热重时,配合黄芩、黄连、蒲公英;气滞时,配伍枳壳、厚朴、佛手;若久病伤及气血,佐以太子参、北沙参、麦冬、山药益气养阴。经复杂系统熵聚类法分析所得的待审核新方中也充分体现了董老的治则,如新方蒲公英－茯苓－黄连－黄芩－半夏,方内以清热、祛湿药配伍,适宜治疗湿热壅盛型腹痛;新方北沙参－麦冬－陈皮－香附,方内以滋阴、理气燥湿、疏肝理气活血药配伍,适宜治疗阴虚为本,兼气滞湿阻型腹痛;新方山药－半夏－厚朴－生姜－柴胡,方内以燥湿化痰、健脾益气、理气疏肝药配伍,适宜治疗脾虚湿盛、痰气交阻型腹痛。以上高频次药物、药物核心组合及新方的发现对分析总结董老治疗腹痛的处方规律及新药开发提供了基本数据信息。

综上所述,中医传承辅助系统不仅对董老治疗腹痛的临床学术经验分析梳理总结,同时进行深层数据挖掘获得新处方、新知识,为名老中医学术的传承提供了基本的参考资料。与此同时,其分析所得的新处方及新知识,仍需经历临床的考察和审核,以证明其结果的科学性及实用性。

参考文献:

黄清强,2011.芍药甘草汤治疗急性胃肠痉挛性腹痛的临床研究[J].中国医药指南,8:134－135.

卢朋,李健,唐仕欢,等,2012.中医传承系统软件开发与应用[J].中国实验方剂学杂志,2012,18(9):1－4.

汪黎玉,刘瑞,王文静,2014.从组方配伍浅谈当归芍药散的运用[J].陕西中医学院学报,11:102,114.

周仲瑛,2007.中医内科学[M].北京:中国中医药出版社。